Alt und Jung im Pflegeheim

Michael Ganß, Diplom-Gerontologe und Diplom-Kunsttherapeut, ist wissenschaftlicher Mitarbeiter der *Demenz Support Stuttgart gGmbH.* Gemeinsam mit deren Geschäftsführer Peter Wißmann gibt er die Zeitschrift *demenz. Das Magazin* heraus. Außerdem arbeitet er als freiberuflicher Kunsttherapeut und ist stellvertretender Vorstand der *Werkstatt Demenz e. V.*, Berlin.

Barbara Narr, Diplom-Kunsttherapeutin, leitet den Begleitenden Dienst im Seniorenpflegeheim Lindenriek, Kleinburgwedel. Nebenberuflich unterrichtet sie Kunst und publiziert regelmäßig zu den Themen Kunsttherapie, intergenerative Arbeit und Arbeit mit Hochbetagten.

Inhalt

Bildende Kunst

Vorwort

Die Neugier des Menschen auf andere Menschen ist etwas, das lebenslang anhält, sich selbst im anderen wiederfinden oder merken, dass da Unterschiede sind.

Die Unterschiede ausloten. Sind sie bereichernd, beängstigend, beglückend?

Vielfach sind sie alles gleichzeitig. Bei der sogenannten „intergenerativen“ Arbeit ist das formale Kriterium der Unterscheidung das Alter. Jede Generation ist durch eine Fülle altersbedingter Besonderheiten geprägt, die sich in körperlichen, biografischen und zeitgeschichtlichen Merkmalen zeigen. Unterschiedliche Lebensphasen verändern das Leben, lassen Handlungen und Bezugsräume größer oder kleiner werden.

Das Zusammentreffen von Alt und Jung regt immer wieder neu zur staunenden Reflexion an. Das Nachdenken über sich und andere macht lebendig. Selbst nur sporadische Kontakte können so einen Reichtum in sich bergen, der die in diesem Buch geschilderte – zuweilen mühsame – Arbeit immer aufs Neue zu einer faszinierenden Angelegenheit macht. Dass dies auch für Projekte mit hochaltrigen, pflegebedürftigen Menschen gilt, müsste selbstverständlich sein. Die Praxis sieht jedoch anders aus. Darum berichten wir mit besonderem Nachdruck über die Möglichkeit intergenerativer Projekte in Pflegeheimen. In der Wahl der dargestellten Methoden haben wir uns dabei auf die Bereiche biografisch durchzogener Kunst- und Theaterformen beschränkt. Das Spektrum der Möglichkeiten ist selbstredend noch viel größer. Musik, Spiel und Kochkunst lassen vielerorts die Herzen höher schlagen. Auch der Pflegealltag ist von – oft unreflektierten – intergenerativen Arbeitsformen geprägt. Sterbebegleitung ist fast immer ein intergeneratives Geschehen, auch wenn dies nur selten bewusst wird, weil das Sterben bzw. die Sterbebegleitung nicht methodisch fassbar, sondern nur individuell erlebbar ist.

Die in diesem Band versammelten Aufsätze sind ursprünglich für ein Symposium „KunstTherapie in der Altenarbeit/Intergenerative Arbeit in der stationären Altenhilfe“ entstanden. Die Struktur, die wir für das Symposium als Arbeitsstruktur mit einem Wechsel von Vorträgen und Workshops entwickelt hatten, findet sich auch in der Struktur dieses Buches wieder. Daher stehen am Anfang Theorie und Übungen zur Biografiearbeit, deren roter Faden sich dann auch durch die beiden weiteren Bereiche Theater und Bildende Kunst zieht. Auch diese Abschnitte beginnen mit eher theoretischen Texten und enden mit Vorschlägen zur unmittelbaren Umsetzung.

Seit dem Symposium ist etliche Zeit ins Land gegangen. Elemente der aktuellen (politischen) Debatte zum Zusammenspiel von Alt und Jung werden von Iris Marell im Geleitwort angedeutet. Jenseits dieser Debatte hat sich an der Gültigkeit der in diesem Band enthaltenen Vorschläge und der in etlichen Beiträgen implizit enthaltenen Kritik an den institutionellen Schwächen vieler Pflegeheime jedoch nichts geändert. Wir haben sie deshalb in all ihrer Vielfalt, ihrem unterschiedlich stark theoretisch ausgeformten oder praxisnah erzählenden Duktus belassen.

Wir widmen dieses Buch den hochbetagten Damen und Herren, denen wir in unserer Arbeit begegnen und den Kollegen und Kolleginnen aus der Pflege, deren Arbeit viel zu wenig gewürdigt wird.

Michael Ganß und Barbara Narr im Herbst 2009

Iris Marreel

Projektebüro „Dialog der Generationen“: Zum Geleit

Das Symposium, das die Grundlage dieses Buches bildet, ist mir in bester Erinnerung. Besonders gefreut hatte mich die Akzentuierung auf die Initiierung von Begegnungs- und Erfahrungsräumen für Menschen aller Altersgruppen in der stationären Altenhilfe. In der öffentlichen Diskussion über den demografischen Wandel und die Gewinnung von Lebenszeit in Gesundheit und Wohlstand steht die Gestaltung der nachberuflichen Lebensphase der jungen und aktiven Alten im Fokus des Interesses. Der Alltag hochaltriger Menschen hingegen wird vor allem in Bezug auf die Probleme, die durch Personalmangel und die Zunahme der Kosten entstehen, thematisiert. Die in diesem Buch vorgestellten Ansätze, die Jung und Alt durch die Ermöglichung biografischer Reflexion und die Anleitung zum gemeinsamen kreativen Schaffen zusammenbringen, bieten einen anderen Zugang in die Lebenswelt von stationären Einrichtungen, der mich sehr berührt hat. Hier stehen die alten und hochbetagten Menschen im Mittelpunkt des Interesses. Der Kontakt, der Austausch, besonders aber die gemeinsamen Aktivitäten mit den Jüngeren ermöglichen den im Alten- und Pflegeheim lebenden Menschen, aktiver am Leben teilzuhaben, trotz aller Beschränkungen neue lebendige Beziehungen knüpfen zu können, einbezogen zu werden ins gesellschaftliche Leben.

In den letzten Jahren hat sich in diesem Bereich einiges getan. Sowohl Kindertagesstätten als auch Schulen, Horte sowie die offene, ambulante und stationäre Altenhilfe öffnen ihre Institutionen für die jeweils anderen Generationen und schaffen Räume für gemeinsame Begegnung wie Leseförderung, Erzählcafés, Besuchsdienste, Patenschaftsprogramme sowohl für Kinder und Jugendliche als auch für ältere Menschen. Die Datenbank des Projektebüros „Dialog der Generationen“ enthält zahlreiche Beispiele hierfür. Sie ist über die Homepage www.generationendialog.de frei zugänglich. Zudem erfährt die Entwicklung generationenverbindender Wohnprojekte eine zunehmende Nachfrage. Die Initiativen sind als Bundesvereinigung „Forum für gemeinschaftliches Wohnen e. V.“ in regionalen Kontaktstellen organisiert (www.fgwa.de). Auch auf der politischen Ebene findet das Vorhaben, Begegnungsräume und Netzwerke zu schaffen, die alle Lebensalter einbeziehen, Unterstützung durch das von der Bundesministerin für Familie, Senioren, Frauen und Jugend Ursula von der Leyen initiierte und geförderte Aktionsprogramm der Mehrgenerationenhäuser (www.mehrgenerationenhaueser.de), welches in der Öffentlichkeit sehr präsent ist. Ziel ist es, Räume zu schaffen zur Ermöglichung der Weitergabe von Erfahrungswissen und Alltagskompetenzen sowie der Organisation von bedarfsorientierten Hilfen zur besseren Vereinbarkeit von Familie und Beruf sowohl bezogen auf die Kinderbetreuung als auch auf die Unterstützung pflegender Angehöriger. Auch Altersheime haben diese Chance genutzt, um ihre Häuser nach außen zu öffnen. Eine Herausforderung ist, wie die verschiedenen Gruppen und Lebensalter, für die die Häuser sich öffnen, tatsächlich miteinander in Kontakt treten und Beziehungen entwickeln können. Ansätze und Konzepte, wie die verschiedenen Generationen miteinander in Kontakt kommen und dauerhafte Beziehungen aufbauen können, bieten die zahlreichen Beispiele generationsverbindender Projektarbeit. Es ist wichtig zu beachten, Beziehungen entstehen nicht im luftleeren Raum. Ihre Entstehung bedarf der Vorbereitung und der Begleitung, dann können sie aus der organisierten Form heraus lebendig werden.

Dazu zwei Beispiele: In einem Berliner Wohnviertel in Wedding kam es im Sommer bei der Nutzung des Gartens durch die Bewohner und Bewohnerinnen des Seniorendomizils an der Panke regelmäßig zu einem aggressiven Wortwechsel wegen Ruhestörung zwischen den alten Menschen und den Kindern vorwiegend türkischer Herkunft, die auf dem angrenzenden Außengelände spielten. Kinder wie Anwohner fühlten sich unwohl in ihrer eigenen Wohnumgebung. In dem Seniorenheim lebten ausschließlich deutsche und alteingesessene Bewohner aus dem Wedding. Mit der zugezogenen Bevölkerung, vorwiegend Familien mit Migrationshintergrund, gab es kaum Kontakte. Clarissa Meier, die zuständige Heimleiterin, überlegte mit ihrem Team, wie sie dies gemeinsam ändern könnten. Ihnen kam die Idee, das Foyer des Altenheims als Ausstellungsfläche für die künstlerischen Arbeiten der Kinder aus den Grundschulen und dem Hort zur Verfügung zu stellen und die Nachbarschaft und die Bewohner zur Ausstellungseröffnung einzuladen. Die Veranstaltung war ein Erfolg; ihr folgten viele andere. Unmittelbar bevorsteht die Ausstellungseröffnung „Ich und die Anderen“. Angeleitet durch die Sozialpädagogin Jenny Döhrer, die über das Programm „Soziale Stadt“ finanziert wird, haben sowohl die Bewohner des Seniorenheimes als auch Kinder das Thema künstlerisch bearbeitet. Sie werden es sich nun gegenseitig vorstellen. Zusätzlich ist eine Kooperation zwischen einigen benachbarten Kindergärten, einer Grundschule und einem Hort mit dem Seniorenheim entstanden. Einige ältere Menschen des Seniorenheimes hatten Spaß am Vorlesen von Märchen. Seit einigen Jahren besucht nun eine Gruppe von Kindern, für die vorgelesen wird, regelmäßig das Seniorenheim. Die alten Menschen besuchen auch den Kindergarten und den Hort und lesen dort vor. Einige Beteiligte ziehen aber das Seniorenheim als Ort zum Vorlesen vor – Lesen als Ort der Ruhe, der Zuwendung durch alte Menschen als Menschen, die Zeit haben. Durch diese gemeinsamen Veranstaltungen haben sich die Kinder und die Bewohner des Hauses besser kennen gelernt. Einige der Kinder haben persönliche Freundschaften zu den alten Menschen entwickelt. Die Kinder besuchen die alten Menschen auch außerhalb der organisierten Treffen, holen sie zu Spaziergängen ab. Die alten Menschen laden die Kinder zu ihrem Geburtstag ein. Es wird zusammen gebacken und gekocht. Geplant ist sogar die Organisation einer gemeinsamen Reise. Auf der Straße begrüßen sie sich und im Sommer können die älteren Menschen nun mit der Lautstärke der spielenden Kinder in der Nachbarschaft wesentlich besser leben, die Kinder kommen gerne in den Garten und in das Haus, in dem auch Haustiere gehalten werden dürfen, und wenn es den alten Menschen doch zu laut wird, reicht eine Bitte und die Kinder werden leiser.

Das zweite Beispiel beschreibt eine Kooperation zwischen dem katholischen Altenpflegeheim St. Bilhildis, dem benachbarten naturwissenschaftlich orientierten Frauenlob-Gymnasium und dem Projektbüro „Jung trifft Alt" in Mainz. Ziel des Projektes ist das Einüben sozialer Verantwortung sowie die Integration von Schule und Altenheim im Stadtteil. Soziale Verantwortung gehört neben den intellektuellen Bildungszielen zu den handlungsorientierten Bildungszielen der Schule mit alten Menschen als Partnern. Die alten Menschen, die im Heim oder noch zu Hause leben, sollen durch den Kontakt mit den jungen Menschen Lebensfreude und Hilfe gewinnen. Seit dem Beginn des Projektes „Jung trifft Alt" im Jahr 2000 fand eine Zusammenarbeit auf verschiedenen Ebenen statt:

— Die alten Menschen werden in den Unterricht mit eingebunden, z. B. durch das Zusammenstellen von Biografien im Geschichtsunterricht, die Durchführung eines Unterrichtprojektes zum Thema „Alter – Sterben – Tod" im Religionsunterricht, durch eine Stadtteilbefragung in Kooperation mit dem Fachbereich Geografie der Johannes Gutenberg-Universität. Hier stellten die Schüler und Schülerinnen fest, dass im Stadtteil viele ältere Menschen völlig isoliert in ihrer Wohnung leben. Ein Schüler-Team entwickelte in Zusammenarbeit mit „Jung trifft Alt" die Geschäftsidee eines „Pavillon der Begegnung", eine Begegnungsstätte für alte Menschen, in der sie mittagessen können, Veranstaltungen mit Schülern der umliegenden Schulen stattfinden und einem Laden, in dem seniorenspezifische Produkte angeboten werden. Das Konzept überzeugte. Beim Bundeswettbewerb von business@school – einer Initiative der Boston Consulting Group (BCG) – schafften es die Mainzer Schüler bis zur Preisverleihung nach Köln.

— Als schulische Arbeitsgemeinschaft besuchen an einem Nachmittag in der Woche zehn bis fünfzehn Schüler der fünften und sechsten Klasse die pflegebedürftigen Bewohner/-innen des Altenheims zum gemeinsamen Erzählen, Spielen, Singen, Musizieren, Basteln, um spazieren zu gehen oder zu feiern.
— Vereinzelt entwickelten sich dauerhafte Freundschaften bzw. wahlverwandtschaftliche Beziehungen zwischen Heimbewohnern und Kindern/Jugendlichen und zum Teil auch deren Eltern.

Zu Beginn des Jahres 2004 ermöglichte eine Förderung aus Mitteln des Bund-Länder-Programmes „Soziale Stadt" die Einrichtung eines Projektbüros mit Begegnungsstätte für Senioren und Seniorinnen aus der Mainzer Neustadt sowie die Planung weiterer Aktivitäten durch Kooperationen mit Kindertagesstätten, Haupt- und Realschulen, der Wohnbau Mainz sowie der Zukunftsinitiative Rheinland-Pfalz. Dies war ein wichtiger Schritt für den Verein, da einerseits die umfangreichen Aktivitäten durch die Mitglieder ehrenamtlich nicht mehr zu leisten waren und andererseits der Schritt vom Schulprojekt zum Stadtteilprojekt nun auch räumlich vollzogen wurde. Als dann aber nach gut einem Jahr die Fortführung der finanziellen Förderung ausblieb und der Projektleiter Professor Ernst Müller schwer erkrankte, gab es einen deutlich spürbaren Einbruch. Die Kooperation zwischen Schule und Heim existiert erfolgreich weiter, seine Ausdehnung auf den Stadtteil und darüber hinaus konnte nicht aufrechterhalten werden. Sichtbar wird hier also zweierlei: zum einen, wie viel machbar ist, wie sich aus bürgerschaftlichem Engagement weitere Ideen zu individuellen Hilfen entwickeln können, zum anderen, wie wichtig strukturelle und damit auch personelle Ressourcen für die Aufrechterhaltung der Kontinuität und die Weiterentwicklung von neuen und innovativen Ansätzen sind.

Der hier vorliegende Band versucht, an vielen Stellen vorhandene institutionelle Ressourcen zu nutzen, und bietet methodische Hilfen an, wie dies gelingen könnte.

Spürbar wird dabei ein weiteres wichtiges Element: Generationenverbindendes Engagement muss Spaß machen und Freude bereiten. Sinnliche Erfahrungen und kreative Techniken bieten sich dabei besonders an, weil in kreativen Medien für alle beteiligten Überraschungen stecken. Die Lust auf Neues – die Neugier gehört zum Menschen ein Leben lang – verbindet Alte und Junge. Der häufig gewählte Zugang des kreativen Arbeitens über biografische Ansätze unterstützt dabei wesentlich den Aufbau von tiefen Beziehungen zwischen den Menschen unterschiedlicher Generationen. Erinnerungsarbeit ermöglicht den Jüngeren die Anknüpfung an die Vergangenheit und den älteren Menschen die Teilhabe an der Zukunft. Die reflektive Erinnerungsarbeit fördert die Identitätsfindung und die Bewältigung der Entwicklungsaufgaben der jeweiligen Generation.

Das Zentrum des Buches ist den Alten und Hochbetagten gewidmet. Das hat mich sehr berührt, weil die Auseinandersetzung mit dem Alter uns alle angeht. Altwerden gehört zum Menschsein. Es ist Teil unseres Lebens. Das wahrzunehmen, macht uns alle reicher.

Biografiearbeit

Heinz Blaumeiser und Elisabeth Wappelshammer

Biografiearbeit als Fundament intergenerativer Projekte. „Von Wiener Historie und lebensvollen Alltagsgeschichten"

1. Vorbemerkung

Von unseren Ausgangsüberlegungen zur gestellten Thematik hatten wir in unserem mündlichen Beitrag zum Frankfurter Symposium nur einige Ausschnitte vorgetragen, dafür aber den angekündigten „lebensvollen Wiener Alltagsgeschichten" mit der Lebensgeschichte von Franz Adensam spontan wesentlich breiteren Raum bemessen als geplant. Die schriftliche Neufassung nutzen wir daher als Möglichkeit, die gekürzten Teile wieder einzufügen und das Ganze in ein ausgewogeneres Verhältnis zu bringen. Zugleich haben wir aber auch einige Ergänzungen angebracht, zu denen uns die ungemein vielfältigen Beiträge der anderen Referenten und die Gespräche mit ihnen und den Teilnehmern angeregt haben.

In der Fülle beeindruckender Praxisprojekte mit ihren unterschiedlichen künstlerischen Zugängen zu Formen der Begegnung und Kommunikation von Kindern, Jugendlichen und Studierenden mit alten und teilweise auch beeinträchtigten Menschen haben wir schließlich eine durchgehende gemeinsame *Haltung* erkannt: die offene und wertschätzende Hinwendung zum häufig zunächst „befremdend" Anderen, getragen einerseits von der Neugier und Lust am Neuen und andererseits von der grundlegenden Annahme, einem unverwechselbar eigenständigen und doch letztlich verstehbaren Menschen zu begegnen. Diese Haltung „versteht" eine Person auch dann als eine hier und jetzt in dieser einzigartigen Weise *gewordene,* wenn die Umstände nur mehr wenig Konkretes aus ihrem Leben erkennen lassen. Diese *biografieorientierte Grundhaltung* hat uns gerade auch in jenen Arbeiten besonders tief berührt, die unseren stark an verbaler Kommunikation ausgerichteten Ansätzen auf den ersten Blick ferner zu liegen schienen. So haben wir denn auch den Titel ein wenig abgeändert: Biografiearbeit ist offenbar nicht nur ein Fundus, sondern ein gemeinsames Fundament des wirksamen, oft auch heilsamen Geschehens beim Ersinnen, Hervorbringen und Bestaunen dieser vielfältigen „sozialen Skulpturen/sozialen Plastiken".

2. Einleitung

In vielen westlichen Industriestaaten haben Ende der 1970er/Anfang der 1980er Jahre ganz verschiedene Initiativen weitgehend unabhängig voneinander neuartige Inhalte und Methoden der Arbeit mit alten Menschen entdeckt und weiterentwickelt, in deren Zentrum die Lebensgeschichten dieser Menschen standen, wie unterschiedlich im Einzelnen auch immer. Das gab es in der offenen Bildungs- und Kulturarbeit mit alten Menschen, dann auch in der Sozialarbeit und Altenhilfe/Altenpflege sowie in der historischen und der alterswissenschaftlichen Forschungsarbeit. Diese neuen Zugänge firmierten unter Begriffen wie *Life Reminiscence, Oral History, Geschichte von unten, populare Autobiografik, Erzählte Lebensgeschichte, Erinnerungspflege* etc. Einige Initiatoren dieser breiten Entwicklung sind ja auch bei diesem Frankfurter Symposium zusammengekommen.

In den ersten Jahren haben die meisten dieser Initiativen zunächst einmal wenig über die Grenzen der unterschiedlichen Berufe und Disziplinen hinausgeschaut, und auch wir in Wien kamen erst durch zunehmende Kooperationen und Vernetzungen langsam darauf, dass wir alle zusammen mit unseren verschiedenartigen Kompetenzen zu einem einzigen großen Werkzeugkasten mit den unterschiedlichsten Instrumenten beitragen. Meist nennen wir diesen Werkzeugkasten heute „Biografiearbeit" und seine spezielle Abteilung für die Arbeit mit pflegebedürftigen Menschen „Erinnerungspflege". Auch unsere Wiener Werkzeuge zur Biografiearbeit stehen also nicht völlig isoliert da, zeichnen sich allerdings durch ihren relativ strengen *sozialhistorischen* Charakter aus: Wir betonen neben der Zeitgeschichte, die das Leben alter Menschen mitbestimmt hat, besonders auch die historischen Veränderungen der Alltagsverhältnisse und vor allem der sozialen Beziehungen.[1]

---

[1] Heuer werden zwei Wiener Besonderheiten 20 Jahre alt: zum einen die „Dokumentation lebensgeschichtlicher Aufzeichnungen (DOKU)" am Institut für Wirtschafts- und Sozial-

Im Fortschreiten von Theorie und Praxis der Biografiearbeit wurde rückblickend immer deutlicher, dass es sich keineswegs nur um eine vorübergehende Modeerscheinung handelte, sondern dass hier systematische Zusammenhänge bestehen zwischen den laufenden Schüben der allgemeinen Modernisierung auf der einen und den Veränderungen unserer Vorstellungen von Individualität und Lebenslauf auf der anderen Seite. Die neuen Möglichkeiten und auch Zwänge dieser Modernisierung betreffen immer stärker auch das Leben alter Menschen und greifen massiv in das Gefüge zwischen den Generationen ein. In dieser heutigen Sichtweise, die wir vor zwei, drei Jahrzehnten noch nicht haben konnten, ist Biografie also keine Sache speziell fürs Alter, sondern eine universale Kategorie des Lebens in der modernen Welt. Und insofern ist Biografiearbeit nicht nur ein Fundus oder Fundament *inter*generativer Projekte, sondern für die Arbeit mit Menschen *jeder* Lebensphase und genau *daher* prädestiniert für generationsübergreifende Projekte – um eine zentrale These voranzustellen.

Wenn wir hier also ein wenig auf unsere „Wiener Wege" zurückblicken – im Workshop haben wir dazu einige der spezielleren Werkzeuge näher ausgebreitet –, dann schicken wir dem ein größeres theoretisches Kapitel zu diesen Zusammenhängen zwischen Modernisierung und Biografie voraus.

3. Modernisierung und Biografie

In theoretischer Hinsicht ist unser Ansatz zur biografischen Arbeit sozialwissenschaftlich und insbesondere sozialhistorisch grundgelegt (also zum Beispiel nicht primär psychologisch oder literaturwissenschaftlich), sodass wir vor allem das Verhältnis von Individuum und Gesellschaft in deren wechselseitig sich beeinflussenden Veränderungen im Auge haben. Darauf legen wir nicht zuletzt deshalb Wert, weil biografische Reflexion stets angestoßen wurde durch Prozesse des gesamtgesellschaftlichen Wandels, der vor allem seit dem Ende des 18. Jahrhunderts die Lebenswelten und damit die Lebenslagen und

geschichte, ein Archiv mit über 2000 Lebenserinnerungen von Nicht-Prominenten (siehe www.univie.ac.at/wirtschaftsgeschichte/doku), und zum anderen mit ihrem 50. Band die Reihe „Damit es nicht verlorengeht …" im Böhlau-Verlag mit edierten Materialien aus der DOKU (siehe www.boehlau.at, dort Katalog > Sozialwissenschaften > Reihe „Damit es nicht verlorengeht …").

Lebensläufe von immer mehr Menschen zunehmend anfällig gemacht hat für Brüche. Auch die laufenden Veränderungen im Altenbereich – von den demografischen Umwälzungen über den Paradigmenwechsel in den Altersbildern bis zu den konzeptionellen Innovationen der Alterssicherung und der Altenbetreuung im stationären Bereich – stehen nicht isoliert da, sondern sind Teil dieses umfassenden Prozesses der Modernisierung.

Um ein wenig Ordnung in die vielfältigen Erscheinungsformen von Modernisierungsprozessen zu bringen, treffen wir einige grundlegende Unterscheidungen:[2]

Modernisierung	
Ebene:	Prozesse:
① soziale Strukturen;	der Differenzierung;
② Kultur;	der Rationalisierung;
③ Personen.	der Individualisierung.

Nach dieser Systematisierung können also bei allen gesellschaftlichen Vorgängen diese drei Ebenen unterschieden werden, in denen die Modernisierung sich in unterschiedlichen Prozessen entfaltet.

Modernisierung auf der Ebene der sozialen Strukturen

Soziale Strukturen sind im umfassenden Sinn alle Institutionen und Gruppen mit ihren Aufgaben, Funktionen und Rollen. Das durchgehende Kennzeichen der Modernisierung auf dieser Ebene der sozialen Strukturen ist der Prozess der *Differenzierung:*

— Es bilden sich immer weitere und verschiedenartigere soziale Gruppen.
— Gesellschaftliche Institutionen zergliedern und vervielfältigen sich.
— Innerhalb dieser Gruppen und Einrichtungen wachsen und spezialisieren sich die Aufgaben und Funktionen.

[2] In Anlehnung an Hans van der Loo/Willem van Reijen: Modernisierung. Projekt und Paradox. München: dtv, [2]1997. Eine vierte Ebene der Natur mit ihren Modernisierungsprozessen der Domestizierung lassen wir hier weg, wiewohl auch sie im Altenbereich von Bedeutung ist, wenn man etwa nur an die vielfältigen medizinischen, kosmetischen und modischen Versuche zur Zähmung und Korrektur der natürlichen Alterung denkt.

So werden etwa Berufsbilder, Ausbildungen und Trägerorganisationen in der Altenhilfe immer differenzierter, und es finden in der medizinischen Pflege alter Menschen neben der europäischen Schulmedizin zunehmend auch komplementäre Ansätze Beachtung. Selbst innerhalb der Biografiearbeit entwickeln sich verschiedene „Schulen" mit einem insgesamt immer breiteren Repertoire.

Zugleich tritt ein paradoxes Phänomen ein: Während sich bestehende gesellschaftliche Einheiten bis zur Zersplitterung in kleinere Teile mit eigenen Funktionen aufspalten, bilden sich gleichzeitig auch neue umfassendere Einheiten hervor, um die vielen kleinen Teile zu organisieren und zu verwalten, bis hin zur globalen Ebene.

So lassen sich etwa hochdifferenzierte Organisationen nach international gültigen Normen zertifizieren, schließen sich zu nationalen Plattformen und supranationalen Verbänden zusammen etc.

Schematisch zusammengefasst:

Ebene ① der	**sozialen Strukturen**
mit dem Prozess der	**Differenzierung**
und der Paradoxie von	**Zersplitterung** *und* **Globalisierung.**
Immer mehr Teileinheiten *und* immer umfassendere übergeordnete Einheiten.	

Modernisierung auf der kulturellen Ebene

Die kulturelle Wirklichkeit umfasst alles, was unserem Denken und Handeln Sinn verleiht und eine Richtung gibt: Haltungen, Wertvorstellungen, Ideen, Mentalitäten, Orientierungssysteme (Religion, Weltanschauung) etc.[3] Auf dieser Ebene der Kultur zeigt sich Modernisierung als Prozess der *Rationalisierung:*[4] Wirklichkeit wird zunehmend geordnet und systematisiert, vorhersehbar und gestaltbar; menschliches Handeln wird dadurch zunehmend überlegt und vernünftig (ratio), berechenbar und diszipliniert, transparent und sinnerfüllt – eben „kultiviert". Die vernünftige Planung der persönlichen

[3] „Kultur" leitet sich ab von lat. *colere* = pflegen (den Garten, die Haare), bebauen und bestellen (den Acker), ziehen und veredeln (Wein), hochhalten (Erinnerungen, alte Sitten), verehren (einen Lehrer) oder anbeten (die Götter).

[4] Hier also nicht zu verwechseln mit dem psychoanalytischen oder dem ökonomischen Rationalisierungsbegriff.

nahen und fernen Zukunft ist heute nicht mehr auf kleine bürgerliche Kreise beschränkt.

Diese rational planende Kultiviertheit verlangt dem Einzelnen in einem anstrengenden und konfliktreichen Erziehungs- und Bildungsprozess immer mehr Selbstdisziplin ab. Wer mit diesen Anforderungen nicht zurechtkommt, wirkt unzeitgemäß und hilflos und wird rascher als früher ausgegrenzt. Das ist es auch, was Menschen unabhängig von ihren Jahren und körperlichen Befindlichkeiten veralten lässt: Ihre aus jüngeren Jahren stammenden Erfahrungen und Vorstellungen werden von der modernisierten Kultur überholt – sie „kommen im Kopf nicht mehr mit". Kulturelle Partizipation bedeutet daher, sich immer wieder neu zu orientieren und die überkommenen Lebensweisen im Blick auf das Neue kritisch zu bedenken – das heißt heute „lebenslanges Lernen". So entwickelt sich mit der wachsenden Vielfalt kleiner sozialer Einheiten auch ein entsprechend buntes Nebeneinander von Werten, Normen, Ansichtssachen, Spezialsprachen etc.

Gerade auch für das Alter lösen sich feste Vorstellungen von Lebensweisen und geistigen Orientierungen auf: „Die bunten Gesichter des Alters".[5] Da ist es „rational" – nämlich *professionell (!)* –, wenn etwa katholische Ordensschwestern mit muslimischen Heimbewohnern auch Ramadan feiern können oder Chi Gong und Geistheilen in der Gerontopsychiatrie Einzug halten: „anything goes" – wenn's nur „hilft".

Auch auf der kulturellen Ebene ist die Modernisierung – hier also als Rationalisierung – von einem paradoxen Phänomen begleitet: In diesem Prozess der Pluralisierung von Denkweisen und Handlungsnormen, der hohe Toleranzen erfordert, setzen sich in den übergeordneten Netzwerken und Organisationen zugleich auch weltweit einheitliche Standards und Haltungen durch, was eine hohe Uniformität fördert.

Schematisch zusammengefasst:

Ebene ② der	**Kultur**
mit dem Prozess der	**Rationalisierung**
und der Paradoxie von	**Pluralismus** *und* **Uniformität.**

Immer vielfältigere Orientierungen *und* immer weitere Vereinheitlichungen.

[5] So der Titel der immer noch wegweisenden Einführung in die Sozialgerontologie von Anton Amann: Die vielen Gesichter des Alters. Tatsachen – Fragen – Kritiken. Wien: Österreichische Staatsdruckerei, 1989.

Modernisierung auf der Ebene der Person

Auch in den abstrakten Strukturen der modernen Gesellschaft handeln konkrete einzelne Menschen, die „zeitgemäß“ sein können oder „ihrer Zeit voraus“ oder aber auch „alt-modisch“. Wie sich eine Persönlichkeit lebensgeschichtlich entwickelt, hat mit ihrer Generation zu tun, mit ihrem sozialen Milieu, mit ihrem Geschlecht etc. Das alles beeinflusst die Erfahrungen und Entscheidungen des Einzelnen im Laufe seines Lebens. Auf die Person bezogen, zeigt sich die Modernisierung also als Prozess zunehmender *Individualisierung*. Das hängt eng zusammen mit der Differenzierung der sozialen Strukturen: Immer mehr Menschen zählen sich vielen verschiedenen gesellschaftlichen Gruppierungen zugehörig, die unterschiedliche, manchmal sogar gegensätzliche Ziele haben, verschiedene Rollen erfordern und unterschiedliche Selbstverständnisse prägen – die moderne Persönlichkeit hat eine „multiple Identität“.

Sie ist Angestellte im Büro, Antragstellerin bei der Behörde und Vorsitzende im Sozialausschuss der Kirchengemeinde. Sie ist Arbeitspendlerin mit der Bahn, Radfahrerin in der Freizeit und Autofahrerin im Urlaub und zur Shopping-City. Zu Hause ist sie Familienoberhaupt, doch beim Besuch des Vaters im Altersheim wird sie wieder das Kind. Sie ist Mitglied des Imkervereins und des Videoclubs. Sie ist Patientin beim Zahnarzt und Kundin im Supermarkt. Sie ist katholisch und liest gläubig Horoskope. Sie ist Lokalpatriotin beim Stadtteilfest und Weltbürgerin mit Visa-Card.

In jedem Feld herrschen unterschiedliche Selbstverständlichkeiten und unterschiedliche Sprachen – und daher gilt es, entsprechende innere Spannungen und Konflikte mit sich selbst und der Umgebung auszuhalten und auszutragen.

So endet die Individualisierung nicht bei persönlichen Erinnerungsstücken im Pflegeheim, sondern erstreckt sich weiter bis zur individuellen Gestaltung des Sterbens, der Bestattung und der Grabpflege: Darüber *können* wir aber nicht nur immer mehr mitbestimmen, sondern als „Ko-Produzenten“[6] selbst

---

[6] Vgl. etwa Hans-Joachim von Kondratowitz: Medizinische Definitionsmacht, Moralökonomie der Pflege und hybride Formen der Koproduzentenschaft. In: Ute Braun/Roland Schmidt (Hrsg.): Entwicklung einer lebensweltlichen Pflegekultur. Beiträge zur sozialen Gerontologie, Sozialpolitik und Versorgungsforschung. Hrsg. v. Deutschen Zentrum für Altersfragen und der Hans-Weinberger-Akademie der Arbeiterwohlfahrt. Regensburg: Transfer, 1997, S. 201–218.

dieser letzten Dinge *müssen* wir uns darum auch zunehmend zu Lebzeiten kümmern – von Patientenverfügungen bis zur Dauergrabpflege.

Auch die Modernisierung der Person – als Individualisierung – zeitigt also paradoxe Erscheinungen: Der Einzelne kann mit vielen anderen in kleinen Gruppen und größeren Organisationen auf verschiedenste Weise in Beziehung treten und erlebt dadurch wachsende Freiheit und Autonomie (Emanzipation), wie sie Menschen in diesem Ausmaß noch nie hatten. Gleichzeitig erfordert es aber auch einen immer größeren Aufwand, sich diesen individuellen Weg durch die zunehmend unübersichtliche Vielfalt von Strukturen und kulturellen Sinn-Angeboten zu bahnen, und so wachsen auch die Gelegenheiten, in *neue Abhängigkeiten* zu geraten und an den neuen hohen (Selbst-) Anforderungen „ohnmächtig" zu scheitern.

Schematisch zusammengefasst:

Ebene ③ der	**Person**
mit dem Prozess der	**Individualisierung**
und der Paradoxie von	**Emanzipation** *und* **neue Abhängigkeit.**
Immer größere Selbstbestimmung *und* immer stärkere Verantwortung/Ohnmacht.	

Ältere Generationen sind noch stark von Zeiten geprägt, die wenig Raum für Autonomie und Individualität boten, und sie waren schon lebenserfahren, als sie die Freiräume einer modernen Demokratie, einer modernisierten Wirtschaft, einer modernen Kultur für ihre neuen Ansprüche nutzen konnten. Besonders die Jahrzehnte von Wiederaufbau und „Wirtschaftswunder" haben sie häufig als persönlichen Fortschritt erlebt. Heutige Jugendliche erfahren jedoch neben den Chancen der Selbstbestimmung von Anfang an auch die enormen Anstrengungen an Orientierung, Planung und Disziplin, die ihnen die Vielfalt abverlangt, vom Berufsweg bis zur Partnerwahl. Generationen-übergreifende Biografiearbeit kann nicht zuletzt die unterschiedlichen Wertvorstellungen der Generationen ins Gespräch bringen und deren Hintergründe sichtbar machen.

Generation(en)

Im Alltag herrscht beim Generationsbegriff die Auffassung von Abstammungsverhältnissen und von Altersabständen vor, wie sie zwischen Eltern und Kindern bestehen, sodass z. B. jemand einer Eltern- und Kindergeneration zugleich angehören kann. Demgegenüber hat Karl Mannheim 1928 einen Begriff von Generation präzisiert,[7] der in den Sozialwissenschaften eine Gruppenformation beschreibt, die neben der Klasse (Schicht, Milieu) eine zweite und davon unabhängige Dimension der sozialen Lagerung dieser Gruppe innerhalb der Gesellschaft darstellt:

— Danach sind die Mitglieder einer Generation im gleichen Zeitraum geboren und daher auch in der Folge stets ungefähr altersgleich (gleiche Alterskohorte); das wäre aber auch bei Mitgliedern verschiedener getrennter Kulturen der Fall.

— Sie teilen darüber hinaus aber auch den gleichen Kulturraum, sodass sie von Geburt an während ihres ganzen Lebenslaufes auch die gleichen Zeitverhältnisse erleben und dies jeweils in ähnlichen Lebensaltern und vergleichbaren Lebensphasen, wodurch sich die lebensgeschichtlichen Erfahrungshintergründe auch in ähnlicher Abfolge aufschichten (auch eine Wortbedeutung von „Ge*schichte*“).

— Je nach den anderen lebensgeschichtlichen Prägungen – etwa durch Milieu oder Geschlecht – mögen die Mitglieder einer Generation daraus im Einzelnen gleiche oder aber auch konträre Überzeugungen und Haltungen in ihre weiteren Lebensphasen mitnehmen; jedenfalls bilden sie stets einen gemeinsam geteilten Sinnhorizont von relevanten Themen, Denk- und Wahrnehmungsweisen, Handlungsorientierungen etc. aus.

Insofern das der Fall ist, besteht ein unmittelbarer Zusammenhang zwischen Generationen und Epochen: Auf der einen Seite stehen generationsprägende zeit- und sozialgeschichtliche Verhältnisse und Ereignisse und auf der anderen Seite zeit- und sozialgeschichtlich prägende Generationen. Dies drückte bereits Goethe 1811 im Vorwort seiner Autobiografie *Dichtung und Wahrheit* aus und schloss daraus, „dass man wohl sagen kann, ein jeder, nur zehn Jahre früher oder später geboren, dürfte, was seine eigene Bildung und die Wirkung nach außen betrifft, ein ganz anderer geworden sein.“[8]

---

[7] Karl Mannheim: Das Problem der Generationen. In: Martin Kohli (Hrsg): Soziologie des Lebenslaufs. Darmstadt: Luchterhand, 1978, S. 39–51. Auszug nach dem Original aus: Kölner Vierteljahreshefte für Soziologie 7/1928, S. 157–185 und 309–330.

[8] Johann Wolfgang Goethe: Aus meinem Leben. Dichtung und Wahrheit. Erster Teil (Goethes Werke, 12). Hrsg. v. Karl Heinemann. Leipzig: Bibliographisches Institut

Eine zusätzliche Bereicherung dieses Generationsverständnisses bringt das Konzept der „Ungleichzeitigkeit des Gleichzeitigen“, das ursprünglich das Phänomen erfassen sollte, dass einzelne Künstler ihrer Zeit weit voraus waren oder aber noch einem längst überholten Stil folgten. Allgemein berücksichtigt dieses Konzept, dass Lebensläufe und auch die Individuen selbst im Vergleich zu „ihrer“ Generation „altmodisch“ oder „avantgardistisch“ wirken können, als gehörten sie gleichsam zu einer älteren oder jüngeren Generation.

4. Ein Wiener Beispiel oder: Wer war Franz Adensam?

Franz Adensam kam 1929 im ländlich-ärmlichen Waldviertel zur Welt. Die Eltern zogen in der Weltwirtschaftskrise in die Großstadt Wien, wo sie zum wenig verwurzelten Arbeitermilieu zählten. Der Bub erlebte dort den Nationalsozialismus teilweise als Befreiung vom traditionalistischen, kontrollierenden politischen Katholizismus des austrofaschistischen Ständestaats und trat gerne bei der Hitlerjugend ein. Im Juli 1929 geboren, musste er im Zweiten Weltkrieg gerade nicht mehr zur Front einrücken. Gleich drei epochale zeitgeschichtliche Veränderungen (Wirtschaftskrise – Anschluss – Kriegsende) haben also hochspezifisch in entscheidende Phasen dieses jungen Lebens eingegriffen (Kleinkind – Schulkind – Adoleszenz): Das prägt! Sozialwissenschaftlich spricht man von der „Flakhelfer-Generation“ (die jüngeren Jahrgänge ab ca. 1925) und der „Skeptischen Generation“ (die älteren Jahrgänge bis ca. 1938, die „Vor-68er“).

Meine Mutter (Heinz Blaumeiser), nur vier Jahre älter als Franz Adensam, schickte mit 17 Jahren „Liebesgaben“ an unbekannte Frontsoldaten, sah ihre ersten Liebhaber einrücken und wie ihren vielgeliebten Bruder gar nicht mehr oder invalide heimkehren und stand in der Nachkriegszeit in erotischer Konkurrenz um die dezimierte Zahl „passender“ Männer – wovon Franz Adensam bei Kriegsende als 15-, 16-jähriger Eisenbahner-Lehrling noch keine Ahnung hatte.

(Meyers Klassiker-Ausgaben), o. J., S. 18. Erstveröffentlichung 1811 bei Cotta in Tübingen. Goethe schrieb das Vorwort, aus dem dieses Zitat stammt, am 8. September 1811.

Dies wirft ein bezeichnendes Licht darauf, dass turbulente Zeitverhältnisse weit kürzere Generationen-Abstände als Goethes zehn Jahre bewirken und selbst Geschwister mit nur wenigen Jahren Altersabstand als unterschiedliche Generationen prägen können.

Nach 35 Dienstjahren bei der Bahn, die er als 14-jähriger Lehrling der Deutschen Reichsbahn 1943 begonnen hatte, ging Franz Adensam in Pension – da stand er im 50. Lebensjahr! Welche Vorbilder fürs „Alter“ sollte er da heranziehen – doch ganz gewiss keine aus seiner Kindheit Anfang der 1930er Jahre! Er ist mit dem Ruhestand nicht klargekommen und zunächst auch seine Frau nicht mit ihm: Gesundheitlich und psychisch war er ziemlich „daneben“, bis ihn seine Frau schließlich zur Volkshochschule mitschleppte, und so kam das Ehepaar in unsere Ottakringer Erzählrunde.[9] Auch dort redete er zwei Jahre lang kein Wort, bis er mit einem anderen pensionierten Eisenbahnerkollegen langsam ins Gespräch kam. Aber schließlich war er es, der sein Foto als Hitlerjunge herausrückte und dazu im Dunkeln eines Ungetüms von Episkop erzählte.

Wer war nun Franz Adensam „wirklich“?

— War er ein Landkind oder ein Stadtkind? Das ist recht kompliziert, und dazu muss man viel aus seinem Leben erzählen: Fast ein Leben lang verbrachte er in der Millionenstadt Wien, war aber auf dem Land geboren und dort auch häufig bei seinen Großeltern. Aber Wien-Ottakring war eigentlich nur ein größeres Dorf (noch heute heißt es dort „im alten Ort“). Und später erbte er ein kleines Wochenendhäuschen im Waldviertel, das er über Jahre hinweg ausbaute etc. Zeigt das Foto im Trachtenlook also nun den Stadtbürger mit ewiger Sehnsucht nach seinen ländlichen Wurzeln, oder zeigt es noch einen verspäteten Reflex des Austrofaschismus, als Franz’ Vater nach dem Anschluss „Arbeit und Brot“ gefunden hatte und sich für seinen Sohn nun diese Ausstaffierung samt Besuch im Fotoatelier leistete?

— War Franz ein begeisterter Hitlerjunge? Nun ja, mit zehn, elf Jahren schon: „*Freiwillig* san mir ’gangen, uns hot niemand ’zwungen. Begeisterung wor do, hurra!“ Aber 1943 brachte zeitgeschichtlich die

---

[9] Vgl. Heinz Blaumeiser/Eva Bliminger/Ela Hornung/Margit Sturm/Elisabeth Wappelshammer: Ottakringer Lesebuch: Was hab ich denn schon zu erzählen … Lebensgeschichten. Mit einem Vorwort von Michael Mitterauer. Wien: Böhlau, 1988 (derzeit vergriffen).

Kriegswende in Stalingrad und lebensgeschichtlich den Übertritt von der Schule in die Lehre, und das änderte so einiges: Er wurde Teil der städtischen Jugendkultur der Schlurfs (andernorts z. B. Swings genannt), die ihren jugendlichen Protest gegen die Zwänge der NS-Kultur in eigenen Stilformen ausdrückte. Das war 1944 in der Öffentlichkeit ein durchaus riskanter Aufzug, der nicht nur in wörtlichen Scherereien (nämlich der Haare) und Schlägereien mit der HJ enden konnte, sondern zuletzt in Verhören durch die Gestapo und Einberufungen zu „Himmelfahrtskommandos" – auch wenn mancher nur bei der Kinokasse für 18 durchgehen wollte.

— Und wurde Franz Adensam dann etwa ein „Halbstarker", die auch im Wien der Nachkriegszeit häufig noch als Schlurfs bezeichnet wurden? Keineswegs: Selbst die Ausgelassenheit eines Balls ist „brav" gedämpft – und wenn wir erfahren, dass es sich hier um einen Ball der *SPÖ* handelte, der Franz Adensam beitrat, bekommen wir auch gleich eine Ahnung von der politischen Zähmung der einstigen Sozialisten zu den neuen Sozialdemokraten in der politischen Nachkriegsordnung.

— War er nun also ein „Roter"? Nun ja, er war bis zu seinem Tod „bei der Partei", aber war das dann wirklich noch *„seine"* Partei: er, der Arbeiter und Eisenbahner, und als Parteivorsitzende und Bundeskanzler die Banker Vranitzky und Klima („Genosse der Bosse")?

— War er ein Eisenbahner? 35 Jahre lang gewiss, und es gab schon auch danach noch den Garten in der Eisenbahneranlage, den Urlaub im ÖBB-Heim, die Freifahrten auf der Bahn. Aber er selbst war von einem Tag auf den anderen Pensionist, und zeitgleich mit seinen berufsbezogenen Bindungen begann sich in den 1980er Jahren auch dieses traditionsreiche Arbeitermilieu „irgendwie" aufzulösen.

Moderne Identität und Altern zweiter Art

Jede weitere Frage, wer Franz Adensam „wirklich" war, führt also immer nur noch tiefer in seine ganze Biografie hinein. So wird es erst recht Jüngeren ergehen, wenn sie im Alter auf die Frage antworten sollen, wer sie „sind", wo doch schon Goethe wusste: „Hierzu wird aber ein kaum Erreichbares gefordert, dass nämlich das Individuum sich und sein Jahrhundert kenne, sich, inwiefern es unter allen Umständen dasselbe geblieben, das Jahrhundert, als welches sowohl den Willigen als Unwilligen mit sich fortreißt, bestimmt und bildet [...]".[10] Das heißt heute „Identität" (ident = dasselbe), und moderne Identität lässt sich nicht mehr mit dieser oder jener Angabe bestimmen, sondern nur mehr dadurch, dass der ganze Lebensverlauf erzählt wird. Diese „Biografizität" ist mit der laufenden Modernisierung eine weitverbreitete Anforderung an das Individuum geworden und zugleich zu der weitverbreiteten Kompetenz, den eigenen Lebenslauf in Form einer Autobiografie als integrative Linie im diskontinuierlichen Erlebnisstrom gesellschaftlicher Veränderungen zu rekonstruieren: Durch alle Pluralität und Fragmentierung moderner Lebensverhältnisse hindurch zieht sich für jeden als der *eine* rote Faden dieses eine eigene Leben,[11] so wie es war und wie es ist und wie es weitergesponnen wird.

Wenn aber innerhalb der eigenen Lebensspanne immer neue, andersartige Generationen einander ablösen, verstärkt sich ein ganz neuartiges Phänomen: Wir altern immer weniger nur mit dem Alter nach Jahren, sondern immer stärker auch mit dem *Ver-Alten* jener Alters*bilder,* die sich uns unter den früheren Verhältnissen unserer jüngeren Jahre eingeprägt hatten.[12] Seither hat jede Generation ein vorbildloses Alter vor sich. Wenn es denn aber zunehmend wahr wird, dass wir in keine neue Lebensphase mehr mit Bildern hineinwachsen, für die wir uns auf bewährte Vorbilder von mitlebenden Älteren verlassen können, dann wird der gesamte Lebenslauf zu einer Aufgabe der permanenten Selbstgestaltung: Wir sind nicht mehr nur Schauspieler auf vertrauten Bühnen mit festen Rollen in bekannten Stücken, was einer konventionellen Rollenidentität in vormodernen Gesellschaften entsprach. Wir sind inzwischen vielmehr auch die Regisseure und die Autoren, und zugleich werden die Stücke immer moderner: Sie entstehen oft erst bei den Proben und verändern sich in

---

[10] Johann Wolfgang Goethe: Aus meinem Leben. Dichtung und Wahrheit. Erster Teil (Goethes Werke, 12). Hrsg. v. Karl Heinemann. Leipzig: Bibliographisches Institut (Meyers Klassiker-Ausgaben) o. J., S. 17.

[11] Vgl. Ulrich Beck: Eigenes Leben. Skizzen zu einer biografischen Gesellschaftsanalyse. In: Ulrich Beck/Wilhelm Vossenkuhl/Ulf Erdmann Ziegler: Eigenes Leben. Ausflüge in die unbekannte Gesellschaft, in der wir leben. Hrsg v. d. Bayrischen Rückversicherung Aktiengesellschaft München. München: Beck 1995, S. 9–15 (auch als Beck-Taschenbuch).

[12] Vgl. genauer dazu Heinz Blaumeiser: Wenn Geschichte alt macht. Historische Dynamik und „Altern zweiter Art". In: Historische Anthropologie 1. Jg./H. 1, 1993, S. 25–41.

den Aufführungen, ja, die Schauspieler springen in wechselnde Rollen, und manchmal sind nicht einmal mehr durchgehende Zusammenhänge zu erkennen. Das soll ausgerechnet alte Menschen nicht „verwirren" …

5. Unsere „Wiener Wege" der Biografiearbeit

Ausgangspunkte unserer Wiener Biografiearbeit waren zu Beginn der 1980er Jahre sozialhistorische Oral-History-Forschungen, schwerpunktmäßig ausgerichtet auf verschwundene oder gerade verschwindende ländliche Lebensverhältnisse. Neben herkömmlichen Einzelinterviews wiederbelebten wir insbesondere das thematisch zentrierte Gruppengespräch als eine kaum mehr verfolgte Tradition sozialwissenschaftlicher Forschung. Im Zuge dessen starteten wir 1983 mit der Autobiografie von Maria Gremel einerseits ein Archiv und andererseits eine Editionsreihe für lebensgeschichtliche Selbstzeugnisse.[13]

Erst in der Folge entdeckten und reflektierten wir die vielen anderen Seiten dieser Arbeit: die erwachsenenbildnerische, die gemeinwesenorientierte, die sozialarbeiterische etc., auch die therapeutische. Wir konnten uns damals den „Luxus" leisten, über acht Jahre hinweg in einem fünf- bis sechsköpfigen Team eine offene Reihe von Themen auszuloten, viele Varianten der Gesprächsführung zu erproben und das lebensgeschichtliche Erzählen in immer neue und komplexere Projektformen zu übertragen. Dabei war unser erster bedeutender Transfer der von der offenen Altenbildung (VHS Ottakring, Geschichtswerkstatt Favoriten etc.) in die stationäre Arbeit mit alten Menschen (Alszeile, Liebhartsthal, Tageszentrum Ingrid Leodolter).

Zugleich erfolgte die Multiplikation des „Modells Ottakring"[14] durch ein österreichweites „Medienverbundprogramm ‚Alltagsgeschichte'" für Multiplikatoren der Erwachsenenbildung und Kulturarbeit, dann auch für Mitarbeiter der Altenhilfe. Ende der 1980er Jahre konnten wir unsere Erfahrungen

---

[13] Maria Gremel: Mit neun Jahren im Dienst. Ein Leben im Stübl und auf dem Bauernhof 1900–1930 (Damit es nicht verlorengeht …, 1). Wien: Böhlau, 1983. Siehe auch oben Fußnote 1.

[14] Vgl. z. B. Heinz Blaumeiser/Elisabeth Wappelshammer: Sozialhistorische Altersforschung und Altenbildung – Das Modell Ottakring. In: Helmut Konrad/Michael Mitterauer (Hrsg.): „… und i sitz' jetzt allein": Geschichte mit und von alten Menschen (Kulturstudien bei Böhlau, 9). Wien: Böhlau, 1987, S. 47–69.

in die zentrale Fortbildung der deutschen Altenhilfe einbringen – in Frankfurt beim Deutschen Verein für öffentliche und private Fürsorge, dem Ursula Lehr als erste deutsche *Senioren*ministerin auch eine Schlüsselrolle für innovative Ansätze der Altenarbeit zugedacht hatte.

Früh haben wir auch die Verwandtschaft lebensgeschichtlichen Erzählens mit improvisierenden Formen des Theaters gesehen und entsprechende Verbindungen gesucht, zum Beispiel:

— mit Heinrich Hoffer in Wien (etwa Kölner Freies Werkstatt-Theater 1991 bei der Wiener Tagung „Alt, aber gut" oder Pam Schweitzers Age-Exchange-Truppe 1994 bei den Salzburger „Generationen-Festtagen"); heute etwa auch das sehr professionelle Wiener Ensemble „Theater der Erinnerungen" mit Michaela Schwind;

— mit Maria Thaler Neuwirth in Südtirol; neben ihren Ensembles „Bartolomei's" und „Überholspur" auch ihre sehr sensible Arbeit mit Heimbewohnern;

— mit Christine Weissenberg in Bern mit ihrem gemischten Ensemble „Utopia" aus Patienten und Mitarbeitern ihrer psychiatrischen Abteilung.

Im Oktober 2003 gibt es auch in Vorarlberg eine erste Tagesveranstaltung zum und mit „Generationentheater", die wir (Heinz Blaumeiser) mitbestreiten.

6. Von speziellen Methoden der Biografiearbeit zu generellen Haltungen und Prinzipien

Die hier skizzierten Ausschnitte unserer „Wiener Wege" lassen sich im Nachhinein systematischer folgenden drei Dimensionen der Biografiearbeit zuordnen:

Wir hatten unter dem Motto *Geschichte aus Lebensgeschichte(n)* mit sozialhistorischen Rekonstruktionen früherer Lebensverhältnisse aus erzählten oder schriftlichen Lebensgeschichten begonnen,[15] nicht zuletzt mit dem Ziel,

[15] Vgl. Elisabeth Wappelshammer/Therese Weber: Auch Lebensgeschichte ist Geschichte. Ein Leitfaden für autobiographisches Erzählen und Schreiben (zum Medienverbundprogramm Alltagsgeschichte). Wien: TR-Verlagsunion, 1985.

dass alte Menschen besser aus den zeit- und sozialgeschichtlichen Verhältnissen und Ereignissen verstanden werden, die ihre Lebenswege geprägt haben.

Dimension ①:	**Rekonstruktion früherer Lebensverhältnisse aus erzählten oder schriftlichen Lebensgeschichten**

Geschichte aus Lebensgeschichte(n)

Alte Menschen verstehen aus den zeit- und sozialgeschichtlichen Verhältnissen und Ereignissen, die ihre Lebenswege geprägt haben.

Das Einbringen dieser Ansätze in die Kultur- und Bildungsarbeit brachte alte Menschen mit ihren lebendigen Erinnerungen zum Erzählen und Mittun bei lokalen und regionalen Projekten.[16] In diesen aktivierenden kommunikativen Formen steht im Mittelpunkt die gemeinschaftliche Reflexion des eigenen Lebens unter seinen wechselnden Einflüssen – und das im kontrastiven Vergleich mit anderen Menschen: nach dem Geschlecht, nach Generationen, nach Milieus, immer stärker auch nach unterschiedlichen Kulturen.

Dimension ②:	**Lebensgeschichten in der Kultur- und Bildungsarbeit mit alten Menschen**

Kommunikation und Aktivität durch Erinnern in Projekten

Gemeinschaftliche Reflexion des eigenen Lebens unter seinen wechselnden Einflüssen im kontrastiven Vergleich mit anderen: nach Geschlecht, Generationen, Milieus, Kulturen.

Der Transfer der Biografiearbeit in die Altenhilfe und Altenpflege[17] entwickelt und pflegt eine professionelle *Haltung,* aus der heraus jeder Mensch mit seinem ganzen Leben („ganzheitlich") verstanden und wertgeschätzt wird.

---

[16] Für die österreichischen Anfänge vgl. Hubert Christian Ehalt/Ursula Knittler-Lux/Helmut Konrad (Hrsg.): Geschichtswerkstatt, Stadtteilarbeit, Aktionsforschung. Perspektiven emanzipatorischer Bildungs- und Kulturarbeit. Wien: Verlag für Gesellschaftskritik, 1984. Darin auf S. 126–136 auch unser Beitrag zur lebensgeschichtlichen Alltagsforschung und Altenarbeit in Ottakring.

[17] Vgl. die Standard-Einführung Eva Blimlinger/Angelika Ertl/Ursula Koch-Straube/Elisabeth Wappelshammer: Lebensgeschichten. Biographiearbeit mit alten Menschen. Hannover: Vincentz, 1994 (und weitere Auflagen).

Dimension ③: Lebensgeschichten in der Altenhilfe/Altenpflege

Biografiearbeit als durchgehende professionelle *Haltung*

Entwicklung und Pflege menschen-würdigender Arbeitsprinzipien, die jeden Mensch mit seinem ganzen Leben verstehen und wertschätzen.

Nach unserem Eindruck dürfte Biografiearbeit in diesen drei Dimensionen inzwischen ein verbreiteter Standard sein, der auch schon in der Aus- und Fortbildung Eingang gefunden hat. Das eröffnet gute Voraussetzungen für vielfältige Verbindungen zu anderen Arbeitsfeldern, wovon ja dieses Symposium beredt Zeugnis ablegte (ein relativ komplexes Praxisbeispiel skizzieren wir zum Schluss). Zwei Dimensionen von Weiterungen, an denen wir selbst mitbeteiligt waren und sind:

— Die biografieorientierte Gesamthaltung haben wir seit über zehn Jahren in Prozesse kommunaler Altenplanungen eingebracht (Vogelsbergkreis, Tübingen, Lobenstein/Munderkingen/Kuchl ..., zuletzt Kassel):[18] Nach den Prinzipien und Methoden moderierter Bürgerbeteiligung bringen Betroffene ihre lebensgeschichtlichen Erfahrungen mit Wohnen, Altern, Pflege etc. sowie ihre diesbezüglichen Wunschvorstellungen bei kommunalen Altenplanungen ein. Das sind vorzugsweise verschiedene Varianten von Fachforen, Bürgerversammlungen und Zukunftswerkstätten, bei denen in bestimmten Phasen eigene Erlebnisse persönlich verbindlich geschildert und mit kritischen Überlegungen zu Verbesserungsmöglichkeiten verbunden werden.

Dimension ④: Lebensgeschichten in kommunaler Altenplanung

Lebenserfahrene, persönlich verbindliche Bürgerbeteiligung

Einbringen einschlägiger Erfahrungen und Vorstellungen zu Wohnen, Altern, Pflege etc. bei Planungsvorhaben im eigenen Umfeld.

[18] Vgl. etwa Heinz Blaumeiser/Annette Blunck/Thomas Klie/Thomas Pfundstein/Elisabeth Wappelshammer: Handbuch Kommunale Altenplanung. Grundlagen – Prinzipien – Methoden (Hand- und Arbeitsbücher, 8). Frankfurt: Deutscher Verein für öffentliche und private Fürsorge, 2002.

— In einer weiteren Dimension kann es auch darum gehen, ganze Einrichtungen und Dienste – hier speziell der Altenarbeit – organisatorisch und personell weiterzuentwickeln durch eine konsequente Sensibilisierung für die Lebensverläufe aller Beteiligten. Insbesondere sollte dies gerade auch älteren Mitarbeitern dadurch zugutekommen, dass sie bei einer allseits sinnvollen Umgestaltung der Arbeit ihrer letzten Erwerbsjahre mitwirken („productive ageing"). Letztlich erwächst aus einer durchgehend biografieorientierten Gesamthaltung von Unternehmen eine neue Betriebskultur („Klima"), die allen nützt: der Einrichtung, den Mitarbeitern, den Klienten, dem sozialen Umfeld.

Ebene ⑤: Biografische Orientierung in der (kulturellen) Organisations- und Personalentwicklung

Pflegliche Betriebskultur durch allseitige Individualisierung

Durchgehende Sensibilität für den ganzen Lebensverlauf von Mitarbeitern, Klienten, Angehörigen, Personen im sozialen Umfeld etc.

7. Esskultur und Kochkunst im Heim – ein abschließendes Praxisbeispiel

Abschließend führen wir als Beispiel für diese vielfältigen Dimensionen von Biografiearbeit ein relativ komplexes Praxisprojekt aus dem Jahre 1997 in Freiburg i. B. an, das ganz den biografischen Ansätzen folgte und dabei „Essen" als lebensgeschichtliches Thema in den Mittelpunkt rückte (womit wir zugleich einen weiteren Sinnesbereich mit *kunst*vollen Gestaltungsmöglichkeiten ansprechen). Das Projekt wurde von Thomas Klie geleitet und erwuchs aus einer Kooperation der Evangelischen Fachhochschule für Sozialwesen mit dem Heiliggeiststift, mit vielen weiteren Mitwirkenden (darunter auch wir), insbesondere auch dem Schweizer Gourmetkoch Markus Biedermann. Zunächst haben wir die Studierenden in lebensgeschichtlicher Gesprächsführung geschult – von den Grundlagen bis zu Transkriptionen –, sodass sie dann in der Einrichtung Einzelgespräche sowie ein abrundendes Gruppengespräch zum Thema „Essen" führen konnten. Die Geschichten und Beschreibungen wurden verschriftlicht und gesammelt. Ziel- und Höhepunkt des Projektes war ein ausgedehntes Festessen, das entlang der Speisenfolge und zugeordneter ausgewählter Essensgeschichten gegliedert wurde.

Die verschiedenen Dimensionen, die dieses Projekt berührte, können wir hier nur in einzelnen Aspekten der Vorbereitungen und mit Stichworten zum Ablauf skizzieren:

- Kontakte und Gespräche mit der FH, den Studierenden, im Heim etc. bis zur Herausbildung eines stabilen Projektteams und Gewinnung aller übrigen Mitwirkenden.
- Besinnung aller Mitwirkenden auf eigene Erfahrungen, wobei die Thematik „Essen“ auch in die Gespräche sämtlicher Beteiligter mit Freunden und Verwandten ausstreute.
- Schulung der Studierenden im Rahmen ihrer Lehrveranstaltungen.
- Behutsame Einführung des Projektes im Heim (Leiter, Mitarbeiter, Bewohner).
- Lebensgeschichtliche und themenzentrierte Einzelgespräche sowie ein Gruppengespräch zum Thema „Essen“; Verschriftlichung, Sammlung, Auswahl.
- Prinzip des Besonderen: Nicht alle Heimbewohner nahmen teil, sondern nur jene Gruppe, die sich von Anfang an für dieses Projekt interessiert hatte; jeder aus dieser Gruppe bekam eine Einladung für sich selbst und eine zweite für eine andere Person, konnte also seinerseits eine Person seiner Wahl einladen – einen Verwandten, eine Freundin, einen Mitbewohner etc.; jeder Tisch hatte seinen ganz eigenen Blumenschmuck etc.
- Markus Biedermann kam zu einem Gruppentreffen zwischen Bewohnern, dem Heimleiter, Mitarbeitern des Hauses und Mitgliedern des Projektteams ins Heim. Er moderierte und sammelte die Wünsche bezogen auf die Speisenfolge des Festmenüs und bezogen auf die einzuladenden Gäste. Dabei unterstützte er behutsam, aber konsequent den wachsenden Mut der Älteren, sich auch ausgefallenere und womöglich teure Speisen zu wünschen. Auch beim Festessen selbst galt die freie Wahl der Speisen am Buffet und der Mengen – niemand bekam einfach „etwas vorgesetzt“.
- Einige der unmittelbaren Festvorbereitungen: Die Lehrenden wählten Texte aus den transkribierten Themengesprächen aus und ordne-

ten sie den verschiedenen Gängen des Festmenüs zu. Die Studierenden formulierten Einladungen, bastelten Speisekarten, Tischkarten etc. Die Heimbewohner beobachteten, wie am Morgen des Festes mit der Ausgestaltung des Raumes begonnen wurde, ein Rundbau mit Glaswänden: lange weiße Stoffbahnen unter der weiten Glaskuppel standen für Himmel/Wolken, Sonnenschirme für Strand/Meer, ausgestreutes frischgeschnittenes Gras, etliche kleine Container-Bäume und eine große Menge vielfältiger Blumen für Wiese/Sommerfrische/Natur.

— Die Anordnung der Tische und die Sitzordnung an den Tischen war äußerst sorgsam vorbereitet: mit Bedacht auf die einzelnen ausgewählten Geschichten und Eigenheiten ihrer Erzähler, strenger Wechsel von Heimbewohner, Begleitperson, Studierendem etc.

— Gastgeschenke: Die Studierenden brachten – passend zu den Geschichten, die ihnen die Älteren in den Einzelgesprächen erzählt hatten – kleine Symbole mit: eine Kartoffel, Kaffeebohnen, einen Löffel etc.

— Weitere Rituale: Jeder bekam zum Empfang am Festsaaleingang eine Blume von der Art des Blumenschmuckes auf dem speziellen Tisch (der so gefunden werden musste); am Eingang gab es auch Champagner und kleine Häppchen – und die erste Geschichte etc.

— Inszenierung von speziellen Situationen während des Essens selbst: gesellschaftlicher Auftritt/Empfang zur Eröffnung, individuelle Wahl beim Buffet mit Salaten, Familientisch mit Ausschöpfen aus Suppenschüsseln, öffentliches Restaurant beim Hauptgang bei Musik und Conférence samt Bedienung durch Kellner (Studenten mit echten Fracks eines Freiburger Gourmettempels als Leihgabe), Kindheitserinnerungen bei der Nachspeise.

— Wir beide (Heinz Blaumeiser/Elisabeth Wappelshammer) haben im Wechsel die ausgewählten Passagen aus den transkribierten lebensgeschichtlichen Erinnerungen bei den Übergängen zwischen den einzelnen Speisenfolgen vorgetragen: Sie unterstützten den geordneten Rhythmus des ganzen Festes und nahmen dabei auch auf die Speisen Bezug. Zugleich wurde nochmals jeder Bewohner, der im Gesamtprojekt mitgemacht hatte, mit diesen Texten allen anderen sichtbar.

— Der Projektleiter moderierte das ganze Geschehen.

— Die Musik irritierte zum Teil, da es sich um relativ laute Schlagermusik aus den 1920er Jahren handelte, doch war sie den meisten aus der eigenen Kindheit und Jugend bekannt. Mit den Musikern der eingeladenen Dixieland-Band und den Heimbewohnern trafen gleichsam Musikexperten verschiedener Generationen aufeinander. Die Musiker hätten noch passender auf frühere Tanzrhythmen wie „Black-bottom" eingehen können, wenn man sich vorher noch mehr abgesprochen hätte, doch gelang ihnen das spontane Improvisieren über allseits bekannte Schlager von einst wie „Armer Gigolo", was auch den Spielern viel Spaß machte.
— Esskultur im Heim: Die Gebrechen der Beteiligten gerieten in den Hintergrund durch Kleidung, Besteck, Tischkarten, Einladungen, Dekorationen, Festreden etc. – völlig andere anregende Essensatmosphären können also gezielt gestaltet werden.
— Qualitätsentwicklung im Heim: Markus Biedermann gelang die Umsetzung der Heimbewohnerwünsche vom Vormittag noch am gleichen Abend, durch einen Einkauf in einem Großmarkt mit Studierenden unter Einhaltung des üblichen Finanzrahmens und durch Kooperation mit dem Heimkoch und seinem Küchenpersonal und mit einigen anderen Studierenden bei der gesamten Zubereitung. Personal und auch Heimleiter entdeckten die positiven Wirkungen eines luxuriösen Einsatzes der vorhandenen Tischgedecke, aber auch einzelne Schwächen und Lücken der Ausstattung. Koch und Küchenpersonal des Heims traten neben dem Spitzenkoch beim Festmenü persönlich auf (großer Beifall). Nahezu alle Heimmitarbeiter erlebten in diesem veränderten Kontext viele neue Seiten der teilnehmenden Bewohner (wohl allem voran die weit unterschätzte Ausdauer der Bewohner, die eine fast zweistündige Überziehung der geplanten Zeit in die tiefe Nacht hinein nahezu ausnahmslos ohne Probleme nicht nur „aushielten", sondern sichtlich genossen). Die Heimmitarbeiter erlebten aber auch die Mobilisierung unbekannter Kräfte und Ideen der vielen Mitwirkenden von „draußen". Insgesamt haben diese neuen Eindrücke der Mitarbeiter ihnen aber auch eine gewisse Unruhe bereitet, weil ihnen Möglichkeiten vorgeführt worden waren, die sie selbst bislang nicht einmal erwogen hätten.

— Öffentlichkeitsarbeit: Die Sozialarbeiterin des Heims setzte mehrere lebensgeschichtliche Gespräche übers Essen zu Beiträgen in der monatlichen Heimzeitung um. Eine professionelle Fotografin dokumentierte fürs Haus und seine Bewohner, Angehörige und Mitarbeiter die Vorgänge am Festtag vom Nachmittag bis in die Nacht. Eine Journalistin begleitete den Festtag und berichtete in der Regionalzeitung. Zwei maßgebliche Mitglieder des Stiftungsrates nahmen ebenfalls teil.

Inzwischen hat Markus Biedermann mit seinen Fortbildungen erheblich zur Kochkunst, Küchen- und Esskultur in Heimen beigetragen.[19]

Literatur

Amann, Anton (1989): Die vielen Gesichter des Alters. Tatsachen – Fragen – Kritiken. Wien: Österreichische Staatsdruckerei

Beck, Ulrich (1995): Eigenes Leben. Skizzen zu einer biographischen Gesellschaftsanalyse. In: Beck, Ulrich, Vossenkuhl, Wilhelm, und Erdmann Ziegler, Ulf: Eigenes Leben. Ausflüge in die unbekannte Gesellschaft, in der wir leben. Hrsg. v. d. Bayrischen Rückversicherung Aktiengesellschaft München. München: Beck, S. 9–15

Biedermann, Markus (1994): Esskultur im Heim. Hannover: Vincentz

Biedermann, Markus (2003): Essen als basale Stimulation. Hannover: Vincentz

Blaumeiser, Heinz, und Wappelshammer, Elisabeth (1987): Sozialhistorische Altersforschung und Altenbildung – Das Modell Ottakring. In: Konrad, Helmut, und Mitterauer, Michael (Hrsg): „... und i sitz' jetzt allein": Geschichte mit und von alten Menschen. Wien: Böhlau, S. 47–69

Blaumeiser, Heinz, Blimlinger, Eva, Hornung, Ela, Sturm, Margit, und Wappelshammer, Elisabeth (1988): Ottakringer Lesebuch: Was hab ich denn schon zu erzählen Lebensgeschichten. Wien: Böhlau

Blaumeiser, Heinz (1993): Wenn Geschichte alt macht. Historische Dynamik und „Altern zweiter Art". In: Historische Anthropologie 1. Jg./H. 1, S. 25–41

[19] Vgl. Markus Biedermann: Essen als basale Stimulation. Hannover: Vincentz, 2003; auch schon Markus Biedermann: Esskultur im Heim. Hannover: Vincentz, 1994 (gem. m. Alfred Hoffmann).

Blaumeiser, Heinz, Blunck Annette, Klie Thomas, Pfundstein, Thomas, und Wappelshammer, Elisabeth (2002): Handbuch Kommunale Altenplanung. Grundlagen – Prinzipien – Methoden. Frankfurt: Deutscher Verein für öffentliche und private Fürsorge

Blimlinger, Eva, Ertl Angelika, Koch-Straube, Ursula, und Wappelshammer, Elisabeth (1994): Lebensgeschichten. Biographiearbeit mit alten Menschen. Hannover: Vincentz

Ehalt, Hubert Christian, Knittler-Lux, Ursula, und Konrad, Helmut (1984; Hrsg.): Geschichtswerkstatt, Stadtteilarbeit, Aktionsforschung. Perspektiven emanzipatorischer Bildungs- und Kulturarbeit. Wien: Verlag für Gesellschaftskritik

Goethe, Johann Wolfgang (1811): Aus meinem Leben. Dichtung und Wahrheit. Erster Teil (Goethes Werke, 12). Hrsg. v. Heinemann, Karl. Leipzig: Bibliographisches Institut (Meyers Klassiker-Ausgaben)

Gremel, Maria (1983): Mit neun Jahren im Dienst. Ein Leben im Stübl und auf dem Bauernhof 1900–1930. Wien: Böhlau

Mannheim, Karl (1978): Das Problem der Generationen. In: Kohli Martin (Hrsg): Soziologie des Lebenslaufs. Darmstadt: Luchterhand, S. 39–51 (Auszug nach dem Original aus: Kölner Vierteljahreshefte für Soziologie 7/1928, S. 157–185 und 309–330)

Van der Loo, Hans, und van Reijen, Willem (1997): Modernisierung. Projekt und Paradox. München: dtv

Von Kondratowitz, Hans-Joachim (1997): Medizinische Definitionsmacht. Moralökonomie der Pflege und hybride Formen der Koproduzentenschaft. In: Braun, Ute, und Schmidt, Roland (Hrsg.): Entwicklung einer lebensweltlichen Pflegekultur. Beiträge zur sozialen Gerontologie, Sozialpolitik und Versorgungsforschung. Hrsg. v. Deutschen Zentrum für Altersfragen und der Hans-Weinberger-Akademie der Arbeiterwohlfahrt. Regensburg: Transfer, S. 201–218

Wappelshammer, Elisabeth, und Weber, Therese (1985): Auch Lebensgeschichte ist Geschichte. Ein Leitfaden für autobiographisches Erzählen und Schreiben. Wien: TR-Verlagsunion

Heinz Blaumeiser und Elisabeth Wappelshammer

Handreichungen zur „Biografiearbeit“

Lebensgeschichtliche Gesprächsführung

1. „Lebensgeschichtliche“ Textarten: Charakterisierung und Abgrenzungen

Neben allem anderen, was im lebensgeschichtlichen Gespräch zu beachten ist, muss man nicht zuletzt dauernd im Auge behalten, ob es sich beim Erzählten wirklich um *lebensgeschichtliche* Erinnerungen des Gesprächspartners (GP) handelt, um gegebenenfalls korrigierende Impulse setzen zu können. Neben einer sorgfältigen Vorbereitung durch einen Leitfaden ist es dazu sehr hilfreich, beim Zuhören rasch und treffsicher die „Textart“ einer gerade laufenden Erzählpassage zu erkennen. Ein grundlegendes Kennzeichen ist zunächst einmal die

- **(0) Ich-Form:** Dass eine Erzählung überhaupt von persönlich Erlebtem handelt, kann daran „getestet“ werden, ob sie ohne Störung ihres Inhaltes prinzipiell in der ersten Person Singular wiedergegeben werden *könnte* (was also nicht ausschließt, dass de facto mit „man“, „wir“ etc. erzählt wird).

Sodann können zwei Textarten als musterhafte Formen des lebensgeschichtlichen Erzählens unterschieden werden:

- **(A) Beschreibungen:** Sie geben konkrete Verhältnisse wieder, meist in der erzählerischen Form von Aneinanderreihungen („da … und da …“). Auch die bloße Schilderung eines konkreten Ablaufs ohne auffällige Höhepunkte kann diese Form annehmen („dann … und dann …“).
- **(B) Geschichten:** Sie geben konkrete Ereignisse wieder, die erzählerisch als Spannungsbogen gestaltet werden.

Idealtypischer Verlauf:

1. Ankündigung (und Sicherung des Rederechts);
2. Exposition: Darlegung von Umständen, Personen etc., die zum Verständnis des Folgenden von Belang sind oder wegen der späteren Pointe erzählerisch vorgezogen werden;
3. Start der eigentlichen Geschichte, meist mit konkreter zeitlicher und situativer Angabe;
4. Verwicklung, Komplikation: irgendetwas Problematisches oder Rätselhaftes, wegen dessen Auflösung die Geschichte überhaupt erzählenswert ist;
5. Steigerung bis zu einem mehr oder weniger dramatischen Höhepunkt („Klimax");
6. Auflösung: erzählerisch die Pointe, ohne welche die Geschichte nicht abgeschlossen wäre („Gestaltschließungszwang");
7. Nachbemerkung („Coda", einschließlich Abgabe der Rede).

Ein charakteristisches Zeichen von Geschichten sind – besonders am Höhepunkt und bei der Pointe – „Replayings" (Wiedergabe gesprochener oder gedachter Worte in direkter Rede) und andere Formen theatralischen Agierens (Mimik, Handbewegungen etc.).

Alle anderen Textarten sind *streng genommen nicht lebensgeschichtlich*, sondern

(C) ***Auswertende*** **Äußerungen** ***über*** **biografische Erfahrungen:** Konkrete Verhältnisse und Ereignisse mögen ihnen zugrunde liegen, diese *selbst* werden aber *nicht* näher geschildert. Es liegt meist eine der folgenden „meta-biografischen" Textarten vor:

(C_1) Allgemeinheiten: „... wie *es* so gewesen ist", „... was *man* so gemacht hat" etc. Der GP begibt sich nicht durch vergegenwärtigendes Erinnern und Erzählen in konkrete, selbst erlebte Verhältnisse und Ereignisse, sondern gibt bloßes Allgemeinwissen wieder (das womöglich sogar von eigenen Erfahrungen abweicht!).

(C_2) Hörensagen: eine Variante von C_1, die zwar den Eindruck von konkreten Verhältnissen oder Ereignissen macht, welche aber nicht aus eigenem Erleben erinnert und erzählt werden, sondern als Wissen aus zweiter Hand.

(C_3) **Meinungen:** alle Bewertungen, Urteile und sonstigen Ansichten, mögen diese auch aus konkreten persönlichen Erfahrungen resultieren.

(C_4) **Messages:** Normen und Werte aus Überzeugung, bis zu weltanschaulichen Zielen und Prinzipien, „Lebensweisheiten“ und andere Alltagsregeln.

(C_5) **Räsonieren:** Argumentative Begründungen oder Rechtfertigungen sowie schlussfolgernde Kommentare (zum Beispiel auch biografie-theoretische zum eigenen Leben) und Anstöße zum Debattieren (auch Provokationen).

(C_6) **Gefühle:** eine Variante von C_5, insofern nicht die Verhältnisse oder Ereignisse selbst im Zentrum stehen, sondern die emotionalen Begleiterscheinungen damals oder beim aktuellen Erinnern (etwa auch als Lamentieren oder Glorifizieren).

(C_7) **Stilisierungen:** Überdeckung des referentiellen Gehaltes durch einen erzählerischen Gestaltungswillen, zum Beispiel als Anekdote (Witz) oder in Reimform oder durch sonstige literarische Überhöhung (auch etwa durch betonte Mundart).

Der Interviewer (I) kann im Gespräch diesen Fehlhaltungen durch seine eigenen Formulierungen vorbeugen und dann gegebenenfalls auch durch folgende Techniken korrigierend eingreifen:

— Zentrieren: „Wie war das bei Ihnen?“ …

— Konkretisieren durch
  - Individualisieren: „Erzählen Sie mir ein bestimmtes Ereignis dieser Art!“ …
  - Fundieren: „Erzählen Sie mir eine Erfahrung, die Sie so denken lässt!“ …
  - Illustrieren: „Schildern Sie eine Situation, in der Sie so gehandelt haben!“ …

— Detaillieren: „Erzählen Sie mir das bitte noch einmal ganz genau!“ …

— Explizieren: „Wichtiger als solche … wäre für mich, wenn Sie …; etwa so: …“

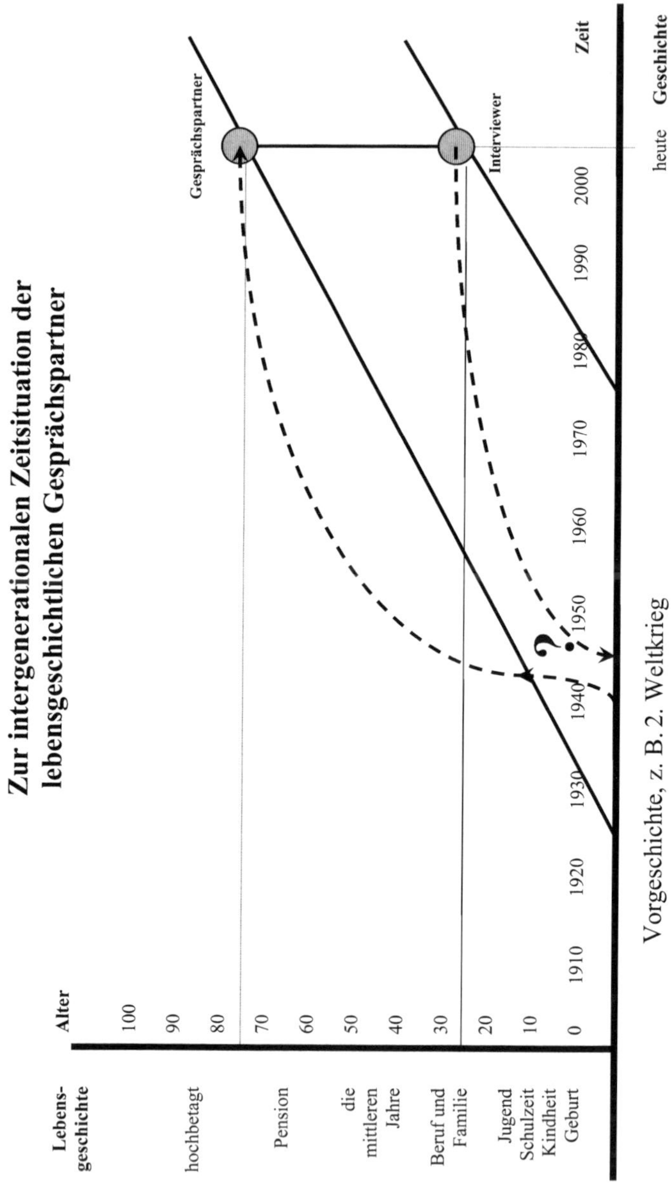
Zur intergenerationalen Zeitsituation der lebensgeschichtlichen Gesprächspartner
Lebens-geschichte
hochbetagt
Pension
die mittleren Jahre
Beruf und Familie
Jugend
Schulzeit
Kindheit
Geburt
Alter
100
90
80
70
60
50
40
30
20
10
0
1910
1920
1930
1940
1950
1960
1970
1980
1990
2000
heute
Zeit
Geschichte
Gesprächspartner
Interviewer
?
Vorgeschichte, z. B. 2. Weltkrieg

2. Interview-Typen: Zwischen Erzählen-Lassen und gezieltem Fragen

Lebensgeschichtliche Gesprächsführung zielt darauf ab, dass persönlich erlebte Verhältnisse und Ereignisse erzählt werden (Beschreibungen und Geschichten). Dazu wurden unterschiedliche Interview-Typen mit zahlreichen Varianten und wechselnden Bezeichnungen vorgeschlagen und die denkbaren Gesprächsimpulse auch durchaus kontrovers diskutiert. Das ist als Chance zu betrachten: Je nach Ziel und Situation können verschiedene Werkzeuge mit ihren Vorteilen eingesetzt werden („methodologischer Pluralismus“). Zwei Unterscheidungen sind dabei hilfreich:

— Ob eine Gesprächsführung mehr oder weniger *offen oder geschlossen* ist, betrifft den Spielraum für den *GP:* Geschlossene Gesprächsimpulse zielen auf kurze, eindeutige Antworten des GP, etwa bei wichtigen biografischen Angaben. Eine reine Frage-Antwort-Frage-Struktur blockiert jedes selbstläufige Erzählen. Offenes Fragen kann hingegen Unklarheiten entstehen lassen, worüber und wie der GP erzählen soll.

— Ob eine Gesprächsführung mehr oder weniger *standardisiert* ist, betrifft den Spielraum für den *I:* Bei voller Standardisierung ist der I an einen vorbereiteten Leitfaden gebunden (samt Reihenfolge und Formulierung). Völliger Verzicht auf einen Leitfaden gibt dem I hingegen gänzliche Freiheit in der Gesprächsführung. Beim teil-standardisierten Mittelweg wird ein detaillierter Leitfaden sorgfältig vorbereitet, aber im Gespräch flexibel – situationsabhängig und bedarfsweise – eingesetzt und spontan ergänzt.

Im *biografischen Interview* gibt der I seinem GP nur vor, „sein Leben zu erzählen“. Darin unterstützt er ihn, indem er den Zeitrahmen des Interviews im Auge behält (Steuerung der Detailliertheit) sowie bei Stockungen zu weiteren Lebensphasen überleitet und bei ausgehendem Gesprächsstoff etwaige Lücken der Biografie anspricht (siehe Zeitleiste). Im *themenzentrierten Interview* hingegen muss der I „auf seine Kosten kommen“ und seinen GP durch vielfältige Impulse (siehe Leitfaden) zum Erinnern und Erzählen von lebensgeschichtlichen Erfahrungen anregen, die seine Fragestellungen (Themen und Hypothesen) berühren.

Für den I und seinen GP ist es gleichermaßen hilfreich, wenn beide Interviews klar getrennt sind. Grundsätzlich sollte die Zusammenarbeit mit einem biografischen Interview beginnen: Zum einen fördert das den Kontakt und liefert bereits am Beginn viele Informationen, die dann ohnehin für jede quellenkritische Dokumentation unerlässlich sind. Zum anderen zeigt es sich auch regelmäßig, dass persönliche Erfahrungen zu einem bestimmten Thema nur vor dem Hintergrund des gesamten Lebenslaufs angemessen verstanden und interpretiert werden können.

3. Inhaltliches Fragen: Der Leitfaden – Operationalisierung der Themen

Themenzentrierte Interviews sollten sorgfältig durch einen Leitfaden vorbereitet werden. Er listet vielfältige Fragen und andere Gesprächsimpulse auf, die den GP an mögliche Erfahrungen zum vorgegebenen Thema erinnern. Bei teil-standardisierten Interviews hat der I dann den Leitfaden nur als Gedächtnisstütze vor sich liegen, etwa für den Fall, dass die Gespräche stocken oder auf Abwege geraten.

Diese inhaltliche Vorbereitung mittels Leitfaden besteht vor allem darin, sich zu den Themen und Hypothesen passende Situationen vorzustellen, an die der Gesprächspartner sich erinnern könnte (Umstände, Begebenheiten). Allgemein gehaltene Fragen führen hingegen häufig nur zu Allgemeinplätzen und verleiten leicht zu bloßen Meinungen. Diese recht anspruchsvolle Aufgabe der Kleinarbeitung größerer Themen zu kleinen, erfahrungsnahen Unter-Unter-Themen wird als „Operationalisierung" bezeichnet. Mit jedem Operationalisierungsschritt kann man sicherer sein, dass detailreiche, erlebnisnahe Erinnerungen erzählt werden, an denen später die Themen und Hypothesen diskutiert werden können.

Als Beispiel das Thema „Älterwerden früher": Dafür gibt es zahlreiche abgestufte Erfahrungen (= Unterthemen), etwa:

— erste Einstufung oder Behandlung als „alt" durch andere;
— Kinder verlassen das Haus;
— Großmutter/Großvater werden;
— Pensionierung.

Greift man den Auszug der Kinder heraus, so ergeben sich zahlreiche Unterthemen und Teilfragen, zum Beispiel:

— Wie äußerten sich die Wünsche der Kinder nach Unabhängigkeit?

— Welche Hilfen haben Sie den Kindern beim Auszug geboten?

— Wie verlief das erste Weihnachtsfest nach dem Auszug?

Die Operationalisierung eines Themas gelingt umso leichter, je genauere Vorstellungen und Kenntnisse darüber bereits bestehen. Ein inhaltliches Minimalwissen ist also zu jedem Thema nötig, und allmählich sollte man für das Gespräch mit Älteren auch einen gewissen Überblick über die Zeit- und Sozialgeschichte des 20. Jahrhunderts gewinnen. Lebensgeschichtliche Projekte haben den Vorzug, dass man oft auch schon ohne größeres Fachwissen grundlegende Gesprächsimpulse aus eigenen Erfahrungen oder aus denen von älteren Verwandten und Nachbarn entwickeln kann. Auch das Vorwissen im Team sollte so weit genutzt werden, dass mit lebensgeschichtlichen Interviews zum Thema schon einmal begonnen werden kann. Das eigene Wissen nimmt dann mit jedem weiteren Interview zu. Es kann in Bezug auf örtliche Besonderheiten – etwa in einem Stadtteil – bald detailreicher sein als manches Sachbuch. Ist der Einstieg auch zäh: In der Folge weitet sich der Horizont spiralförmig.

Im Ernstfall eines wissenschaftlichen Vorhabens ist es natürlich unabdingbar, sich zunächst in entsprechende Literatur einzuarbeiten.

4. Formales Fragen: Kontrastierung, Detaillierung, immanentes Fragen

Am Beginn der lebensgeschichtlichen Arbeit sind die eigenen Vorstellungen, wie es im Leben eines Gesprächspartners im Einzelnen gewesen sein könnte, oft noch dürftig. Hier hilft eine *formale* Gesprächsführung, die also ganz unabhängig vom eigenen Wissen über das Thema zum (Weiter-)Erzählen anregt.

Kontrastierende Vergleiche

Das Grundprinzip des kontrastierenden Vergleichens ist die Gegenüberstellung unterschiedlicher Lebenserfahrungen, wie sie bei Interviewprojekten mit mehreren Gesprächspartnern und besonders bei Gruppengesprächen ohnehin vorliegen. Jedem Vergleich liegt eine Hinsicht zugrunde, die als (sozialwissenschaftliche) *Kategorie* bezeichnet wird. Die wichtigsten sind:

— Geschlecht: Wie stellte sich das dar für eine/n Frau/Mann (Bub/Mädel, Vater/Mutter)?

— Milieu: Wie stellte sich das dar für Menschen
  - mit höherem/niedrigerem Einkommen/Vermögen?
  - mit anderer Bildung und Ausbildung?
  - aus einer anderen Gegend/Kultur?
  - mit anderer Weltanschauung/Religion?

— Generation: Wie stellte sich das für Menschen in einer früheren/späteren Lebensphase bzw. für Jüngere/Ältere dar?

Die Kategorien bieten Gesprächsimpulse nach dem Muster: „Ich habe aus Erzählungen von XY das Bild, dass ... Wie stellte sich das für *Sie* dar?", wobei gezielt nach den Kategorien variiert wird. Als „Erzählungen von XY" können auch eigene Erlebnisse oder solche aus Familiengeschichten oder aus Büchern eingebracht werden. Außerdem kann man gezielt auf ähnliche oder aber konträre Erfahrungen abheben.

Detaillierung

Inhaltliche Kenntnisse über ein angeschnittenes Thema sind ebenfalls nicht nötig, um einen Erzähler zur Schilderung weiterer Details oder zu einer ganz detaillierten Wiederholung einer Erzählung zu bitten. Das ist besonders bei kurzatmigen Erzählern angebracht, mit denen themenzentrierte Interviews in eine Abfolge kurzer Fragen und Antworten abgleiten können. Plausibel wird die Einforderung größerer Genauigkeit, wenn man auch im Namen von Ortsfremden oder von viel jüngeren Generationen fragt.

Immanentes Fragen

Schon das bloße Aufgreifen der letzten Bemerkung des GP oder auch nur eines Begriffs in fragendem Ton kann das Weitererzählen auslösen.

5. Beispiele für Textarten

Beispiel „Beschreibung"

Aus einem themenzentrierten Interview von Heinz Blaumeiser mit Frau Käthe Braunecker (E), Jahrgang 1921, zum Thema „Fronleichnam in der Kindheit"; 7. Mai 1988, in der Wohnung von Frau Braunecker im Karl-Marx-Hof, Wien, 19. Bezirk:

E: Die Tante is dann wohl mit mir aa no zu aner entfernten Verwandten gfahrn, nach Wampersdorf, ins Do:rf hin, und da war ja auch der- (stockt kurz) Fronleichnam. Und die warn natürlich dort scho se!hr feierlich, weil da ham die olle-, die ganzen-, vorn Haus wurde geke!hrt, wie des üblich is im Buagnland, und Blu!men gestreut auf-, auf der Stra!ße natürlich. Und herrliche Altäre mit Blumen aufgebaut. Und des war so, dass ja dort die Feu!erwehrmusik mitgangen is, während bei uns is ja nur immer so geleitet worn un die-, von der-, von der Kirche die Bläser, sozusagen.

Beispiel „Geschichte“ 1

Aus einem themenzentrierten Interview von Peter Linser (I) mit einem alten Priester (E) zum Thema „Weihnachten im Leben“ (Studienjahr 1995/96):

I: Dann hat dich der Bischof nach dem Krieg wieder in den Dienst aufgenommen?

E: Ja, ja.

I: Welcher Stelle zugewiesen?

E: Außervillgraten – Kooperator.

I: Aha. Für längere Zeit?

E: Ja, amal vorläufig, nit, halt. () Dert han i eigentlich die traurigsten Weihnachten () erlebt, ja. Der Pfarrer isch so a truckener Patron gwesn, der Lercher, der hat mir halt a Packl – schon a Geschenkpackl – an die Tür ghängt, an die Zimmertür, aber sunsch weiter nix, net. Und am nächsten Tag-, ja, nachher isch der Heilige Abend kommen, no isch halt die Heilige Nacht () Gottesdienst () d' Leit sein nachher hoam () na, do isch überhaupt auf d' Nacht nix gwesn. Beicht nachher natürlich, amal ganze-, a paar Stund, ja. Und da hat er mir halt des Packl an die Tür ghängt und damit gute Weihnachten gewünscht, nit. Und da bin i halt auf Nacht so außi-, da die Richtung übern Berg außi. Da isch a Bauernhaus gwesen, schön erleuchtet, Christbaum und so, und so der Reihe nach- Und die Kinderlen hasch durch die Fenster gesegn, wia sie sich gfreit haben – und da bin i richtig traurig gwesen, wia i eigentlich im ganzen Krieg nia a so a Traurigkeit ghabt hab () obwohl ma Weihnachten a ghabt ham. Aber eine richtige Verlassenheit, der Heilige Abend, der erste in der Heimat.

Beispiel „Geschichte" 2
Aus einem themenzentrierten Interview von Elisabeth Obererlacher mit Frau W. (E), Jahrgang 1919, zum Thema „Weihnachten in der Kindheit"; Mai 1996 in der Wohnung von Frau W. in Innsbruck (Studienjahr 1995/96):

E: Also () Weihnachten () Mir håm immer schene Weihnachten khåbt. Eine is ma no in Erinnerung, da wår ma no Kinder () und () meine Eltern hobn fest-, dass mir immer ans Chrischkindl 'glaubt håm, net () Und mei Våta () kommt heim – und das war auch in der schweren Zeit – und () bringt den Chrischbaum heim, ge, und do såg mei Bru-, siecht des mei Bruoda – der wår dåmåls glab i sechs Johr oder åcht Johr, i weiß es net –: „Jetz woaß i, wer's Chrischkindl is!" – Heit wissen's die Kinda mit zwoa Johr, oba mir håm jå nou lang drån glabt, ge. – Sogt da Våta: „Wieso denn?" – „Ja weil du in Chrischbaum håsch!" Då håt der Våta die Håckn g'nommen und håt den Chrischbaum 'zsammhåckt! () Nur damit der Bua glaubt-, j- (seufzt) Und dabei wår so a Not. Åber nur dass er ihm den Glauben net nimmt, ge, håt er den Chrisch-, jå. Des kånn i mi no erinnern.

Die Zeitleiste

In jeder lebensgeschichtlichen Erzählung kommt zum Ausdruck, dass und wie die jeweilige individuelle Biografie mit der kollektiven Zeit- und Sozialgeschichte verwoben war und ist. Das eigene Leben und das der anderen zu verstehen, erfordert daher eine Bewusstmachung dieser Zusammenhänge des einzelnen Lebenslaufs mit den allgemeinen Zeitverhältnissen und Zeitgeschehnissen. Das reicht von den epochalen Zäsuren der „großen" Politik bis zu den banalsten Ereignissen und Dingen des Alltags.

Die Zeitleiste ist ein einfaches Hilfsmittel, sich diese Zusammenhänge bei den lebensgeschichtlichen Gesprächen, aber dann auch in deren Dokumentation und Auswertung ständig vor Augen zu halten. Insbesonders ist sie sehr nützlich in Bezug auf biografische (Erst-)Interviews, und zwar sowohl zur Vorbereitung darauf als auch während der Gespräche selbst. Nach jedem Gespräch ist sie entsprechend zu erweitern bzw. neu anzulegen.

Die Zeitleiste besteht aus einer Zeitachse mit Jahreseinteilungen, die zwei Spalten bildet: die eine für markante Zäsuren und Phasen der Zeitgeschichte des 20. Jahrhunderts und die andere für markante Einschnitte und Abschnitte im Leben des Gesprächspartners. Um diese Zeitleiste für eine bestimmte Person anzulegen, reichen fürs Erste die elementarsten Angaben, nämlich Jahrgang, Herkunft (z. B. Geburtsort, Muttersprache) und Geschlecht. Alle weiteren Daten wie etwa der (frühere) Familienstand sind natürlich nützlich, ergeben sich aber dann ohnehin im Laufe der Gespräche. Schon diese Minimalinformationen ermöglichen es, die Lebensphasen des Gesprächspartners entsprechend dem lebensgeschichtlichen Ansatz alters- und zeitmäßig grob abzuschätzen und ungefähre Vorstellungen darüber zu entwickeln, welche zeit- und sozialgeschichtlichen Verhältnisse und Ereignisse für ihn in diesen Perioden maßgeblich gewesen sein dürften. Für Letzteres reicht meist das geschichtliche Wissen aus Schulbüchern und Lexika. Für die Suche nach vielen lebensnahen Details ist zum Beispiel die „Chronik des 20. Jahrhunderts“ eine spannende Fundgrube.

Es erweist sich allemal als besser, möglichst weitgehende, wenn auch mehr oder weniger viele irrige Vorüberlegungen anzustellen als gar keine: So werden diese falschen Vorstellungen, die oftmals auf Vorurteilen basieren, dann ja im Gespräch ebenfalls systematisch thematisiert und können daher korrigiert und ergänzt werden. Ohne irgendwelche Vorstellungen über mögliche Lebensverläufe können hingegen auch keine konkreten inhaltlichen Gesprächsimpulse gesetzt werden, sodass der Erzähler entsprechend konkrete Verhältnisse und Begebenheiten eher zufällig berührt – oder eben gar nicht: Dann bleibt es diesbezüglich beim eigenen Unwissen und Vorurteil.

Zeitleiste für Rosa X

Zeit-/Sozialgeschichte		Lebensgeschichte
Monarchie	**1910**	
1. WK		
Spanische Grippe		*** 1919, Rosa**, geb. Y. Herkunft?
Weimarer Republik	**1920**	
Inflation		Kindheit
Arbeitslosigkeit „Goldene 20er"		
		Schule
Weltwirtschaftskrise		
	1930	
		Jugend
Machtergreifung '33		
Anschluss		Berufswahl?
2. WK		
	1940	Partnerwahl?
Kriegsende		Heirat mit Herrn X?
Währungsreform		
Nachkriegszeit	**1950**	
Adenauer-Ära		eigener Hausstand? Ehe/Familie?
Wiederaufbau		
„Wirtschaftswunder"		
	1960	
Mauerbau		
„68er"		
Ära Brandt		
	1970	
Bildungs- und Sozialreformen		
erste Ölkrise		
		eigene (Mindest-?)Pension
	1980	
Ära Kohl		
		Tod des Partners?
„Wende"		
	1990	
		beginnender Hilfebedarf?
Pflegegeld		
Sozialabbau		
Euro	**2000**	Gedanken ans Sterben?

Operationalisierung am Beispiel des Themas „Großeltern"

Operationalisierung bedeutet die inhaltliche Gliederung eines umfassenden, noch relativ abstrakten Oberthemas in eine Vielzahl von konkreten, leichter handhabbaren Unterthemen, die sich womöglich zu einigen Themenfeldern zusammenfassen lassen. Dieses „Kleinarbeiten" führt also zu einer Hierarchie unter- und übergeordneter Subthemen eines großen Themas auf mehreren Abstraktionsebenen.

Nachfolgend ist eine derartige Operationalisierung für das Thema „Großeltern" wiedergegeben, wobei sich neun Themenfelder ergeben haben (eine alternative Darstellungsweise wäre ein Baumdiagramm oder eine „mindmap"). Diese Gliederung kam auf der Grundlage der biografischen Erzählungen zustande, die in den beiden Bänden „Großmütter" und „Großväter" aus der Reihe „Damit es nicht verlorengeht …" (Wien: Böhlau-Verlag) veröffentlicht worden sind.

Die Hinweise hinter den Unter-(Unter-)Themen dieser Operationalisierung verweisen auf entsprechende Textstellen in diesen Bänden: Bd. 21, „Großmütter"; Bd. 36, „Großväter", mit dahinterstehender Seitenzahl. Die Gesamterzählungen wurden also in thematische Einheiten „sequenziert" und mit den Kategorien der umseitigen Operationalisierungsliste „kodiert". Mit Hilfe dieser Angaben kann man umgekehrt die lebensgeschichtlichen Erzählpassagen zu solchen konkreten Unterthemen wieder auffinden, um sie in der praktischen Arbeit als Beispiele einbringen zu können oder um sie bei themenzentrierten Interviews als Einstieg vorzulesen.

Mit weiteren Geschichten und Beschreibungen aus erzählten oder geschriebenen Lebenserinnerungen an Großeltern lässt sich die umseitige Operationalisierung sicher noch um einige Themenfelder erweitern, und vor allem wird sich in jedem dieser Felder die Reihe der Unterthemen immer mehr verlängern.

Thema Großeltern – Beispiel einer Operationalisierung

Sozialer Raum/Wohnen

Zimmer	Bd. 21, S. 13
Möbel	Bd. 21, S. 16
Wege	Bd. 21, S. 17
Beengtheit	Bd. 36, S. 119

Rollen, Bilder und Gegenbilder

Die liebe Großmutter	Bd. 21, S. 32
Die unangepasste Großmutter	Bd. 21, S. 23
Die weise Frau	Bd. 21, S. 41
Der gütige Großvater	Bd. 36, S. 113
Der ablehnende Großvater	Bd. 36, S. 87
Der unbekannte Großvater	Bd. 36, S. 99

Milieu

Ländlich/unterbäuerlich	Bd. 21, S. 13
Armut	Bd. 21, S. 15
	Bd. 21, S. 49
Bürgerlich	Bd. 21, S. 70
Städtisch-proletarisch	Bd. 36, S. 97
Essen/Kochen: bäuerlich:	Bd. 36, S. 87
bürgerlich:	Bd. 36, S. 113
Dünkel	Bd. 21, S. 68,70
Ledige Kinder	Bd. 36, S. 120
	Bd. 21, S. 15
Juden/Verfolgung	Bd. 21, S. 77 f.

Beziehungen/Konflikte

Gegenseitige Unterstützung	Bd.36/S.97f
Schlechte Beziehungen	Bd.21/S.32
	Bd.36/S.82
Paarbeziehung	Bd.21/S.42
Austrag	Bd.36.S.81
Erbe	Bd.36/S.84
Lebensstil	Bd.36/S.85

Persönliche Eigenheiten

Kleidung:	Mieder:	Bd. 21, S. 72
	Hosen:	Bd. 36, S. 83
	Uniform:	Bd. 36, S. 122
Attribute:	Virginia:	Bd. 36, S. 122
	Stock:	Bd. 36, S. 111
Sprache		Bd. 36, S. 110
Politische Gesinnung		Bd. 36, S. 111

Normen/Erziehung

Erziehungsstile	Bd. 21, S. 38
	Bd. 36, S. 112
Sparsamkeit	Bd. 21, S. 20
	Bd. 36, S. 81, 85
Kleidung	Bd. 21, S. 72
Tabus	Bd. 21, S. 74
Altertümlichkeit	Bd. 36, S. 231
Religiosität	Bd. 21, S. 30
	Bd. 21, S. 125
Arbeitsethos	Bd. 36, S. 87

Krankheit/Tod

Unfälle	Bd. 21, S. 20
	Bd. 36, S. 86
Krankheit	Bd. 36, S. 98
Pflege	Bd. 36, S. 88
	Bd. 36, S. 116 f.

Geselligkeit

Familienzusammenkünfte	Bd. 36, S. 114
Feste	Bd. 36, S. 122
Zweisamkeit	Bd. 21, S. 32
	Bd. 36, S. 122
	Bd. 36, S. 98
Ausflüge	Bd. 36, S. 115 f.

Geschichten von/über Großeltern

Gruselgeschichten	Bd. 21, S. 33, 34
Lustiges, Anekdoten	Bd. 21, S. 1
Theater	Bd. 36, S. 98

Gesellschaftliche Grundstrukturen

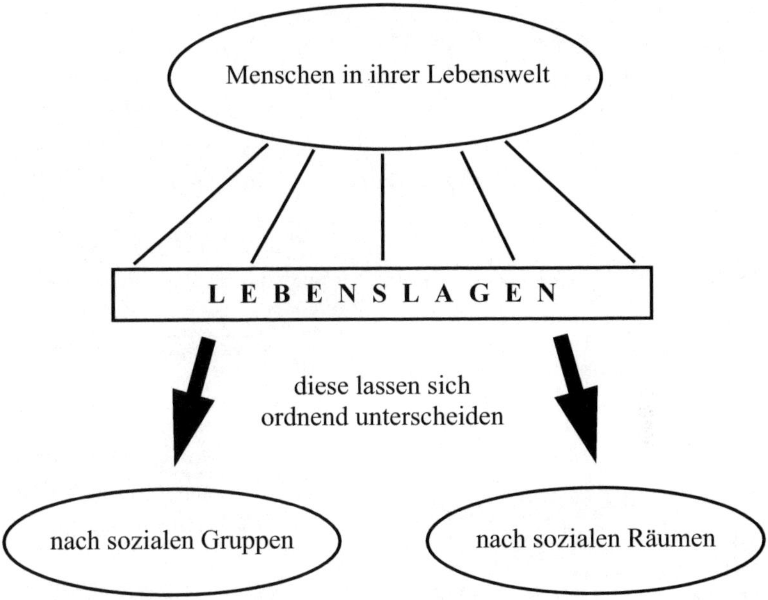

Klasse/Schicht/Milieu …

Generation

Lebensphase

Geschlecht

Lebensstil

etc.

Anschauungsraum

Situationen und Situationsdeutungen
- Umstände
- Handlungen
- Akteure

Orientierungen, Stimmungen

Die sozialwissenschaftliche Kategorie „Milieu“

Herkömmliche Klassen- oder Schichtmodelle – eingestuft nach Bauern, Arbeitern, Bürgerlichen etc. oder Unterschicht, Mittelstand etc. – oder die bloße Einstufung nach Besitz und Einkommen erweisen sich bei der Arbeit mit Lebensgeschichten als zu grob und wenig fruchtbar. Sinnvoller ist eine aspektreiche Erfassung sozialer Zugehörigkeiten nach unterschiedlichen Indikatoren, auch wenn diese nicht immer eindeutig sind und sich teilweise überschneiden:

Beschäftigung	Vollzeit, Teilzeit, Gelegenheitsarbeit, arbeitslos, Hausfrau, Lehrling, Student, Pensionist …
Status	selbständig, Beamter, Angestellter, (Fach-)Arbeiter, (un-/an-)gelernt, mithelfend …
Position	Top-Position, leitend ↔ mindere, unterste Position
Einkommen	Top-Einkommen, gehobenes ↔ unteres, kein Einkommen
Vermögen	arm ↔ reich: Geldguthaben, Wertpapiere, Haus, Grund/Boden, Betrieb, Fahrzeug, Sammlungen, Schulden, Erbe …
Bildung	Hochschule, höhere/mittlere Schule, Lehrabschluss, Pflichtschule, ohne Abschluss
Sektor	produzierend, verarbeitend, verteilend, verwaltend, dienstleistend …
Branche	Land-/Forstwirtschaft, Nahrung/Genuss, Textil, Bau/Steine …
Geschlechtstypik	„männliche bzw. „weibliche“ Arbeits- bzw. Lebenswelt
regionale Lage	zentrale ↔ periphere Lage in Bezug auf Staat, Land, Region, Stadt/Ort
Ethnie	Kultur-, Sprachgruppen-, Dialektzugehörigkeit, Landsmannschaft
Weltanschauung	Religion, Konfession, politische Überzeugung/Mitgliedschaft

Häufig sind *Dynamik* und *Wechsel* des Milieus noch viel wichtiger, also etwa bei *sozialem Auf-/Abstieg*, bei *inter-* bzw. *multikultureller Berührung* oder bei *Migration* (Vertreibung/Flucht, Aus-/Einwanderung, Arbeitsmigration ...).

Die sozialwissenschaftliche Kategorie „Generation"

Im Alltag dominiert beim Generationsbegriff die Auffassung von Abstammungsverhältnissen und von Altersabständen, wie sie zwischen Eltern und Kindern bestehen. Karl Mannheim hat 1928 eine sozialwissenschaftliche Begriffsbestimmung eröffnet, welche die Generation als eine – neben der Klasse (Schicht, Milieu) –zweite und davon unabhängige Dimension der Gruppenformation und sozialen Lagerung innerhalb der Gesellschaft herausarbeitet:

- Dabei geht es nicht nur darum, dass die Mitglieder einer Generation im gleichen Zeitraum geboren wurden und daher auch in der Folge stets altersgleich sind (gleiche Alterskohorte; das wäre auch bei Mitgliedern verschiedener getrennter Kulturen der Fall).
- Sie erleben darüber hinaus von Geburt an während ihres ganzen Lebenslaufs auch die gleichen Zeitverhältnisse (kulturelle Einheit) und dies jeweils in ähnlichen Lebensaltern und vergleichbaren Lebensphasen, wodurch sich die lebensgeschichtlichen Erfahrungshintergründe auch in ähnlicher Abfolge aufschichten (auch eine Wortbedeutung von „Ge*Schichte*").
- Je nach den anderen lebensgeschichtlichen Prägungen – etwa durch Milieu oder Geschlecht – mögen die Mitglieder einer Generation daraus im Einzelnen gleiche oder aber auch konträre Überzeugungen und Haltungen in ihre weiteren Lebensphasen mitnehmen, doch bilden sie stets einen gemeinsam geteilten Sinnhorizont von Themen, Relevanzen, Denk- und Wahrnehmungsweisen, Handlungsorientierungen etc. aus.

Insofern das der Fall ist, besteht ein unmittelbarer Zusammenhang zwischen Generationen und Epochen: auf der einen Seite generationsprägende zeit- und sozialgeschichtliche Verhältnisse und Ereignisse und auf der anderen Seite zeit- und sozialgeschichtlich prägende Generationen. Dies drückte bereits Goethe 1811 im Vorwort seiner Autobiografie *Dichtung und Wahrheit* aus (siehe S. 64 f. in diesem Band).

Eine Modifikation dieses Generationsverständnisses bringt das Konzept der „Ungleichzeitigkeit des Gleichzeitigen". Es wurde ursprünglich vom Kunsthistoriker Wilhelm Pinder für das Phänomen entwickelt, dass einzelne Künstler ihrer Zeit weit voraus waren oder aber auch einem längst überholten Stil folgten. Erich Kästner illustrierte dies 1957 an Goethes „ungleichzeitigem Zeitgenossen" Georg Büchner. Allgemein berücksichtigt dieses Konzept, dass Lebensläufe und auch die Individuen selbst im Vergleich zu „ihrer" Generation „altmodisch" oder „avantgardistisch" wirken können, als gehörten sie gleichsam zu einer jüngeren oder älteren Generation. Häufig scheinen dafür gewissen Milieubedingungen maßgeblich zu sein. Eine solche Verschränkung des Generations- mit dem Milieubegriff mag häufig auf dem soziologischen Phänomen beruhen, dass im Blick auf den gesamtgesellschaftlichen Modernisierungsprozesses gewisse Milieus rückständig oder sogar rückwärts gewandt erscheinen, andere hingegen besonders fortschrittlich und zukunftsorientiert.

Auslotung des Gesprächsthemas im themenzentrierten Interview

1. Der lebensgeschichtliche Ansatz im engeren Sinn

Lebensgeschichtliche Erfahrungen werden individuell gemacht. Das sozialwissenschaftliche Konzept der „Generation" beinhaltet jedoch: Ungefähr gleich alte Menschen erleben innerhalb einer Kultur die gleichen historischen Ereignisse in ähnlichen Lebensphasen, und daher schichten sie ihre Erfahrungen in vergleichbarer Weise auf.

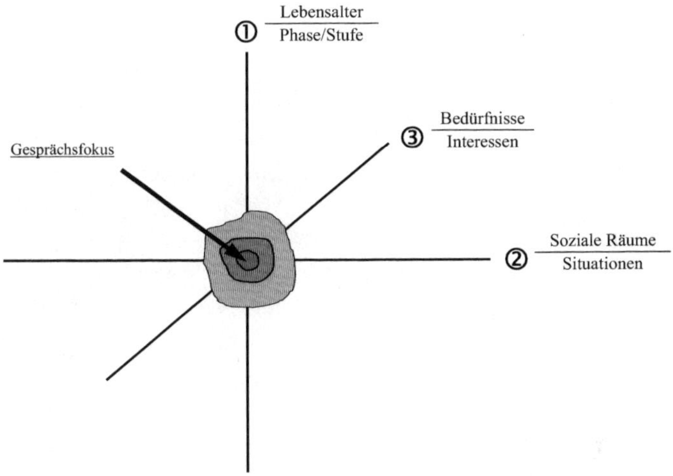

⇨ **Zentrierung und Variation des Gesprächsthemas nach den drei biografischen Ansätzen:**

① **Der lebensgeschichtliche Ansatz im engeren Sinn**

② **Der sozialräumliche Ansatz**

③ **Der anthropologische Ansatz**

Solche historischen Generationsprägungen werden besonders deutlich, wenn lebensgeschichtliche Erfahrungen entlang eines idealtypisch gedachten Lebenslaufs geordnet werden, also grob etwa:

Geburt	Die Welt, in die ich geboren wurde.
Kindheit	Horizonte und Erlebnisse meiner ersten Lebensjahre.
Schule, (Aus-/Fort-)Bildung	Kindergarten, Grundschule, höhere Schule …, Lehre, Kurse …
Wege in die Berufswelt	Von meinen ersten Neigungen und Jobs bis zu festeren Beschäftigungsverhältnissen.
Liebe, Partnerschaft	Von frühen Erfahrungen bis zu den ersten ernsthaften Beziehungen.
Ablösung, erster Hausstand	Vom Elternhaus zum eigenen Leben.
Die mittleren Jahre	Mein Privatleben mit/ohne Familie und Freundschaften, mein Arbeitsleben, mein Leben mit öffentlichen Aufgaben.
Politik, Wirtschaft, Technik	Wie die Zeiten mein Leben mitbestimmten.
Krisen, Entscheidungen	Als es so nicht mehr weiterging.

2. Der sozialräumliche Ansatz

Alles menschliche Geschehen hat zunächst ganz wörtlich und anschaulich einen bestimmten „Ort der Handlung" ①. Darüber hinaus hat es auch seinen „gesellschaftlichen Ort" ② je nach den geschilderten sozialen Situationen, den beteiligten Personen und ihren Umständen/Strukturen. In einer dritten Bedeutungsebene kommen im sozialen Geschehen auch bestimmte Orientierungen zum Ausdruck ③. Man mache sich diese drei Ebenen etwa daran deutlich, was jeder mit „Heimat" als sozialem Raum verbindet.

Raum der Anschauung nach	… Zimmer, Wohnung/Haus/Hof, Garten, Straße, Stadt-/Ortsteil, Stadt/Ort, Umgebung, Region, Land …				
Raum sozialer Handlungen	privat/persönlich/informell ↔ öffentlich/förmlich/institutionell				
soziale Situationen in:	Familie	Freizeit	Ausbildung	Arbeit	Öffentlichkeit
	Zuhause	Nachbarschaft Verein Kirche Garten ...	Kindergarten Schule Lehrwerkstatt Internat ...	Geschäft Büro Fabrik Landwirtschaft ...	Marktplatz Gasthaus Schwimmbad Behörde …
beteiligte Personen:	ich allein Partner Eltern/Kinder Paten ...	Nachbarn Freunde Sportskameraden Mitreisende ...	Mitschüler Lehrer Lehrmeister Schuldirektor ...	Kollegen Vorgesetzte Kunden Untergebene ...	Amtspersonen Geschäftsleute Gesinnungsgenossen Landsleute ...
Raum von Orientierungen	Deutungsmaßstäbe: Situationsdefinitionen, Werte, Weltanschauungen … Handlungsmotive: Interessen, Bedürfnisse, Gewohnheiten … Verhaltensmaßstäbe: Regeln, Normen, Konventionen, Rituale …				

3. Der anthropologische Ansatz

In lebensgeschichtlichen Erzählungen kommen auf vielfache Weise menschliche Grundbedürfnisse zum Ausdruck. Im historischen Rückblick und im Vergleich zwischen den Generationen, Milieus und Geschlechtern wird deutlich, wie unterschiedlich der Umgang mit diesen scheinbar konstanten Grundbedürfnissen gehandhabt und gedeutet wurde (und sich demnach auch weiterhin verändern wird). Weil dabei weder Systematik noch Vollständigkeit möglich ist, seien hier einige Themenfelder mit Unterthemen beispielhaft aufgelistet:

Essen und Trinken	Erzeugung, Beschaffung, Konservierung, Zubereitung, Rezepte, Gerätschaften, Räumlichkeiten, Tischsitten …
Kleidung	Herstellung, Beschaffung, Normen, Moden, Funktionen, Anlässe …
Wärme und Licht	Materialien, Geräte, Beschaffung, Neuerungen, Gefahren, Verhaltensweisen …
Schlafen	Schlafstätten (Betten), Ausstattung, Räumlichkeiten, Schlafgewohnheiten (Einschlafen … Wecken), Nachtgewand …
Sauberkeit, Hygiene	Putzen, aufräumen, waschen, bügeln, Ungeziefer, Infektionen, alles ums WC … außerdem als eigenes Kapitel:
Körperpflege	Haare, Bärte, Nägel, Zähne … (auch Moden), Baden, Waschen, Gerüche, Schönheitsmittel, Heilmittel, Menstruation, …
Liebe und Sexualität	Zärtlichkeiten, Gelegenheiten, erste Erfahrungen, Aufklärung, Verhütung, Abtreibung, Liebeskummer, vom Flirt zum Paar …
Geselligkeit	Formen (Spiel, Gesang, Tratsch, Brauchtum …), Feiern, Feste (Familie, Vereine, Viertel/Dorf …), Treffpunkte, Abläufe, Rituale …

und viele weitere Bedürfnisse und deren Kultivierung (Bildung, Kunst, Sport, Naturliebe …)

Das „magische Fünfeck“ der Bildungsarbeit

Bei jedem Projekt lassen sich diese fünf unterschiedlichen Planungselemente unterscheiden. Jedes muss für sich konzipiert werden, doch hängen alle so miteinander zusammen, dass bei Modifikation eines jeden Elementes alle anderen neu bedacht werden müssen.

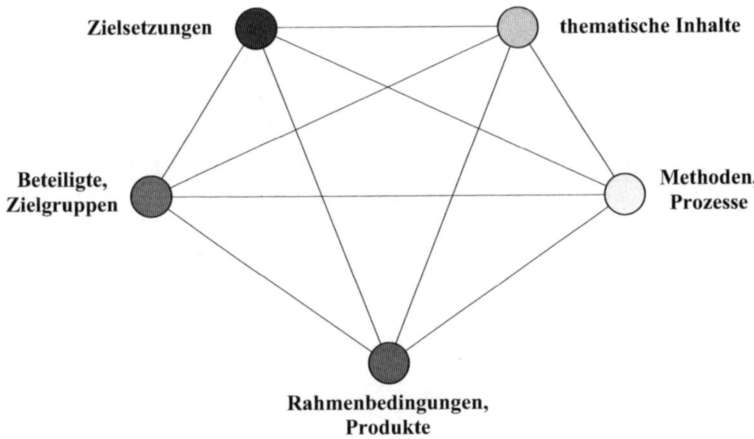

Konzeptraster zur Projektarbeit mit Lebensgeschichten

1. Mit welchen Menschen werden Sie diese Arbeit machen? Mit einer Gruppe oder mit mehreren Einzelnen?
2. Welche Themen können Sie sich mit Blick auf Ihre Zielgruppe und Ihre eigenen Interessen schwerpunktmäßig besonders gut vorstellen?
3. Wie viele Menschen wollen Sie in diese Arbeit einbeziehen? Wie bekommen Sie diese Menschen zusammen?
4. Wie ist Ihr zeitlicher Rahmen für das Projekt und für die Gespräche:
   — Wann kann das ganze Vorhaben beginnen, wann sollte es abgeschlossen sein?
   — Wie viele Gesprächstreffen stellen Sie sich vor? Wann beginnen sie? Wie lang jeweils, in welchem zeitlichen Abstand?
5. Was fehlt Ihnen für dieses Vorhaben und speziell für die Gespräche noch?
   — Wo sollen die Gespräche stattfinden, in welchem Rahmen?
   — Was benötigen Sie an Hilfsmitteln und Finanzen (Kassettenrecorder, Kopien, Schreibarbeiten, Gestaltung der Treffen etc.)?
   — Wer kann Sie unterstützen (Vorbereitungen, Teilnehmergewinnung, Mitwirkung bei den Gesprächen, bei Verschriftlichungen etc.)?

6. Wenn Sie an eine mögliche Verschriftlichung von erzählten Geschichten denken: Mit wie vielen Geschichten wären Sie zufrieden?
7. Wie sollten geschriebene Beiträge vorzugsweise zustande kommen?
   — Sie werden zur Gänze von den Mitwirkenden selbst geschrieben.
   — Sie werden – nach Tonband/nach Mitschrift/aus dem Gedächtnis – nach den mündlichen Erzählungen niedergeschrieben (von wem?).
   — Sie werden nach ersten Fassungen der Teilnehmer überarbeitet (gemeinschaftlich? Von wem?).
8. Fällt Ihnen schon ein wirksamer Titel ein, unter dem Sie Ihr Projekt ankündigen und durchführen?

Goethes Werke

Zwölfter Band

Aus meinem Leben.

Dichtung und Wahrheit.

Erster Teil.

Aus dem Vorwort:

Denn dieses scheint die Hauptaufgabe der Biographie zu sein, den Menschen in seinen Zeitverhältnissen darzustellen und zu zeigen, inwiefern ihm das Ganze widerstrebt, inwiefern es ihn begünstigt, wie er sich eine Welt- und Menschenansicht daraus gebildet und wie er sie, wenn er Künstler, Dichter, Schriftsteller ist, wieder nach außen abgespiegelt. Hierzu wird aber ein kaum Erreichbares gefordert, daß nämlich das Individuum sich und sein Jahrhundert kenne, sich, inwiefern es unter allen Umständen dasselbe geblieben, das Jahrhundert, als welches sowohl den Willigen als Unwilligen mit sich fortreißt, bestimmt und bildet, dergestalt, daß man wohl sagen kann, ein jeder, nur zehn Jahre früher oder später geboren, dürfte, was seine eigene Bildung und die Wirkung nach außen betrifft, ein ganz anderer geworden sein.

> „Denn dieses scheint die Hauptaufgabe der Biografie zu sein, den Menschen in seinen Zeitverhältnissen darzustellen und zu zeigen, inwiefern ihm das Ganze widerstrebt, inwiefern es ihn begünstigt, wie er sich eine Welt- und Menschenansicht daraus gebildet und wie er sie, wenn er Künstler, Dichter, Schriftsteller ist, wieder nach außen abgespiegelt. Hierzu wird aber ein kaum Erreichbares gefordert, daß nämlich das Individuum sich und sein Jahrhundert kenne, sich, inwiefern es unter allen Umständen dasselbe geblieben, das Jahrhundert, als welches sowohl den Willigen als Unwilligen mit sich fortreißt, bestimmt und bildet, dergestalt, daß man wohl sagen kann, ein jeder, nur zehn Jahre früher oder später geboren, dürfte, was seine eigene Bildung und die Wirkung nach außen betrifft, ein ganz anderer geworden sein."

Literatur

Chvojka, Erhard (Hrsg., 1992): Großmütter. Enkelkinder erinnern sich (Damit es nicht verlorengeht …, Bd. 21). Wien, Köln, Weimar: Böhlau

Chvojka, Erhard, und Losová, Jana (Hrsg., 1997): Großväter. Enkelkinder erinnern sich (Damit es nicht verlorengeht …, Bd. 36). Wien; Köln; Weimar: Böhlau

Theater und Musik

Jens Clausen

Rahmenbedingungen intergenerationeller Projekte

Das gepflegte Nebeneinander der Generationen

Zunächst stellt sich die Frage, wo begegnen sich heutzutage junge und alte Menschen freiwillig, um gemeinsam aktiv zu werden? In den Familien gibt es gut funktionierende Generationsbeziehungen. Generationskonflikte zwischen Jugend- und Elterngeneration, wie sie in den 1960er Jahren aktuell waren, scheint es in den meisten der heutigen Familien nicht mehr zu geben. Die Konflikte haben sich von der Familie auf die gesellschaftliche Ebene verlagert. Potenzielle Konflikte zwischen Generationen werden zum Beispiel in den politischen Diskursen zur Rente, zur Gesundheitsversorgung oder der Staatsverschuldung verhandelt. Auch in der Arbeitswelt begegnen sich Generationen, begleitet von einer recht bizarren Wirklichkeit zwischen Jugendwahn und Überalterungsdiskussion. Außerhalb der Familie und der Arbeitswelt sind freiwillige und selbstverständliche Begegnungen zwischen Generationen selten. Im Alltag herrscht in Deutschland zwischen den Generationsgruppen eher so etwas wie ein „gepflegtes Nebeneinander“. Jede Generation hat sozusagen ihren Bereich und es gibt kaum Orte oder Aktivitäten, die bewusst eine Mischung der Generationen anstreben. Das fängt schon in den Verwaltungsstrukturen an, die z. B. entweder einen Jugendhilfeplan oder einen Altenhilfeplan kennen und sich in der Regel schwer tun, Gemeinsames zu finanzieren.

Gemeinsame Interessen

Dennoch gibt es Orte der Begegnung, die ohne gezielte Intervention existieren. Ein Beispiel wäre ein Modelleisenbahnverein. In ihm treffen sich Menschen jeden Alters, die sich für Modelleisenbahnen begeistern können. Das gemeinsame Handeln der Generationen erscheint völlig normal, denn es vereint ein gemeinsames Interesse. (Allerdings kann man in vielen Vereinen dennoch die Dominanz einer Altersgruppe beobachten.) Die gemeinsamen

Interessen sind es, die die Generationen zusammenbringen. Ziel der generationsübergreifenden Projekte sollte es demnach sein, diese im Alltag verloren gegangenen Kontexte wieder zu aktivieren.

Der kritische Blick auf den Erfolg

Projekte, die solche generationsübergreifenden Zusammenhänge unterstützen wollen, sollten sich der Tatsache bewusst sein, dass sie einen vergessenen Kontext wiederbeleben wollen, d. h. dass die Projekte diesen Kontext ein Stück weit „künstlich" inszenieren. Diese „Künstlichkeit" macht es meiner Meinung nach notwendig, einen kritischen Blick auf generationsübergreifende Projekte zu richten. Kritische Distanz ist notwendig, weil mit dem Zusammenleben der Generationen vielerlei Wunschdenken und Klischees verbunden sind. Wenn man beispielsweise eine alte, gebrechliche Frau in einer zärtlichen Umarmung mit einem jungen, strahlenden Kind sieht, wird man sich der emotionalen Seite dieses Bildes nicht entziehen können. Das hohe Alter und die Jugend sind zwei Lebensalter, die, ohne dass es bewusst wird, mit moralischen Ansprüchen, Werten und vor allem mit emotionalen Erinnerungen und Erfahrungen (oder Hoffnungen) verbunden sind. Gleichzeitig wird den Generationsbeziehungen wenig Aufmerksamkeit geschenkt, so alltäglich erscheinen sie. Generationsübergreifende Projekte werden trotz ihrer Vielschichtigkeit oft nur unter einem Blickwinkel wahrgenommen, der in dem Satz kulminiert: „Die süßen Kleinen mit dem dankbaren Alten." Wer schon einmal Presseberichte über sein eigenes Projekt lesen konnte, wird diesen Tenor in der Regel vorfinden. Er dokumentiert nicht nur welch geringer gesellschaftlicher Stellenwert den Projekten zugeschrieben wird, sondern verweist auch auf eine Fehleinschätzung, denn das bloße Aufeinandertreffen unterschiedlicher Generationsgruppen ist noch kein Qualitätsmerkmal. Wichtiger wäre zu fragen, was geschah zwischen den Generationen, oder wodurch kamen sie in Kontakt und wie intensiv war die Begegnung?

Ich möchte Ihnen ein paar Einwände nennen, die einen kritischen Blick auf generationsübergreifende Begegnung rechtfertigen. Kinder bzw. Jugendliche – aber auch betagte Menschen – lassen sich wesentlich einfacher über Institutionen erreichen als alle anderen Generationsgruppen. Schulkinder beispielsweise kann man in großer Zahl mobilisieren, wenn man nur einen Einzigen, den jeweiligen Lehrer, überzeugen kann. Das heißt, Kinder, Jugendliche, Senioren in Institutionen sind eine „leichte Beute“, wenn es um die Organisation von Projekten geht. So kann man nicht immer davon ausgehen, dass die „Begegnung“ tatsächlich im Interesse aller Beteiligten ist. Jüngere Kinder und betagte alte Menschen äußern selten offen Kritik. Das hängt unter anderem damit zusammen, dass sie sich häufiger mit Situationen arrangieren müssen, die sie nicht selbst bestimmen oder verändern können. Ihre freundliche Zustimmung, die fast alle Projekte vorweisen können, sollte man deshalb nicht ohne Weiteres als Erfolg verbuchen.

Aus eigener Erfahrung möchte ich Ihnen dazu ein Beispiel geben: Für mich war immer aufschlussreich, wie die Teilnehmer – jüngere wie ältere – sich in den „Pausen“ verhielten, denn zumeist kehrten sie in „Auszeiten“ wieder in ihre altershomogene Kleingruppe zurück. Erst wenn sich auch in den „Pausen“ ganz natürlich generationsübergreifende Grüppchen bildeten, war dies für mich ein Hinweis, erfolgreich gearbeitet zu haben.

Rahmenbedingungen

Im Folgenden möchte ich Ihnen nun Rahmenbedingungen beschreiben, die hilfreich sein können, die Praxis der Projekte zu beschreiben und einzuschätzen. Dazu werde ich im Gegensatz zu den anderen Beiträgen der Tagung von praktischen Erfahrungen abstrahieren, um allgemeine Aspekte zu beschreiben. Dabei ist es aber nicht mein Bestreben, wissenschaftlich definierte oder exakt abgegrenzte Begriffe zu erarbeiten, mir geht es um eine praxistaugliche Beschreibung wichtiger Rahmenbedingungen.

Offenheit

Notwendige Voraussetzung, damit generationsübergreifende Projekte gelingen können, ist, dass die Teilnehmer sich offen begegnen. Obwohl Offenheit nicht verordnet werden kann und sich nicht mechanisch herstellen lässt, kann man dennoch einiges unternehmen, um einen *offenen Austausch* zu unterstützen. Im Vorfeld gibt es bei allen Beteiligten Ängste und Barrieren. Die Bereitschaft sich zu öffnen wächst, wenn die zu Beginn bestehenden – meist berechtigten – *Anfangsängste schnell abgebaut werden können*. Das kann unter anderem dadurch erreicht werden, indem man *einfache und möglichst informelle Anfänge* schafft. Ein häufiges Hindernis auf dem Weg, sich zu öffnen, ist bei vielen Teilnehmern *die fehlende Erfahrung mit der jeweils anderen Generation*. Erwachsene haben beispielsweise vergessen, wie ein zehnjähriges Kind agiert und denkt, selbst wenn sie früher eigene Kinder in diesem Alter hatten. Jugendliche haben nicht viele Gelegenheiten, gleichberechtigten Kontakt mit Älteren zu üben. In der Praxis tauchen in der Begegnung plötzlich offene Fragen auf: Ein Erwachsener unterhält sich mit Kindern. Dass die Kinder ihre Erlebnisse dem Erwachsenen erzählen, ist selbstverständlich, dass aber ein Erwachsener seine Erlebnisse einem Kind erzählen soll, wird ihn wahrscheinlich einen kurzen Moment zögern lassen. Es entstehen Fragen wie: „Soll der Erwachsene seine Erfahrungen in die Kinderrealität übersetzen?“, oder: „Kann er so wie mit einem Erwachsenen reden?“ Es gibt also zwischen den Generationen Distanzen, die nicht nur vom guten Willen abhängig sind, sondern in der praktischen Begegnung überwunden werden müssen. Das ist ohne Übung nicht so einfach. Erwachsene, für die es schwierig ist, sich Jüngeren gegenüber zu öffnen, nutzen Verhaltensstrategien, um insgeheim die Distanz beizubehalten. Deshalb ist es wichtig, die Offenheit der Teilnehmer zu unterstützen, alle *Teilnehmenden persönlich einzubeziehen*. Innere Distanz lässt sich schwer aufrechterhalten, wenn die *eigene Persönlichkeit eingebracht werden* soll. Offenheit wird unter anderem auch dadurch unterstützt, dass man den anderen als offen erfährt. Teilnehmer aller Generationen äußern im Nachhinein sinngemäß oft Folgendes: Es überrascht sie, dass derjenige (aus der anderen Generation) sich mit ihnen überhaupt beschäftigt hat – das hätten sie im Vorfeld nie erwartet. Gleichzeitig fühlen sie sich durch die Begegnung motiviert und als Persönlichkeit bestätigt.

Gerade zu Beginn der Begegnung bewegen die Teilnehmer sich in einem Feld der Unterschiede. Die Generationen nehmen sich als unterschiedlich wahr und sie sind sich fremd. Projekte sollten eine Atmosphäre aufbauen, die es *vermeidet, Bewertungen bzw. Abwertungen einzuführen* (kann jemand sich besser ausdrücken, hat jemand mehr Erfahrungen etc.) – jede Form von richtig/falsch oder besser/schlechter sollte vermieden werden. Dabei liegt der

Teufel allerdings oft im Detail: Hört man dem Eloquenten tatsächlich genau so lange zu wie dem, der sich nicht so gut ausdrücken kann? Lauscht man lieber dem Erfahrenen oder dem, der zum Thema keine eigenen Erfahrungen beitragen kann? Wird es akzeptiert, dass jeder nach seinen Möglichkeiten handelt? Wo liegt im Kontext der Veranstaltung beispielsweise die Grenze zwischen etwas „anders“ oder „nicht richtig“ zu machen? Ist eine *offene Atmosphäre* erreicht und wurde niemand unbeteiligt gelassen, verringern sich in der Regel die Wahrnehmung von Distanz bzw. Fremdheit, und Ängste sowie Barrieren werden abgebaut.

Gleichwertiger Austausch

Ein wichtiges Qualitätsmerkmal der generationsübergreifenden Arbeit ist, dass die beteiligten Generationen gemeinsam aktiv werden. Im weitesten Sinne sollen also alle Beteiligten etwas einbringen. Der Austausch von Wissen, Fähigkeiten, Erfahrungen und Emotionen mit oder ohne Zielsetzung sollte von beiden Seiten als gleichwertig empfunden werden. Das stellt einige klare Anforderungen an die Macher. Zum einen entscheidet die Mischung der Generationen darüber, wie ausgeglichen der Austausch sein wird. Ist eine Generationsgruppe zahlenmäßig größer als die andere oder ist das *Mischungsverhältnis* zu klein (z. B. 1 zu 10), dann wird die Kultur der Begegnung von der zahlenmäßig größeren Gruppe bestimmt. Wenn sie beispielsweise mit einer Schulklasse arbeiten, brauchen sie eine „kritische Masse“ von Teilnehmern der anderen Generation, um die Einstellung „der gehört nicht zu unserer Klasse“ aufzubrechen.

Einen gleichwertigen Austausch voranzutreiben bedeutet, die *unterschiedlichen Interessen* zu *integrieren*. Beispielsweise sind Erwachsene stark daran interessiert zu reflektieren, warum sie etwas machen, wohingegen Kinder und Jugendliche oftmals nur das Machen interessiert. Natürlich lassen sich unterschiedliche Interessen nicht immer zeitgleich erfüllen. Erfahrungsgemäß ist aber auch für die Teilnehmer der Gesamtkontext wesentlich wichtiger. Die Gleichwertigkeit des Austausches bemisst sich insgesamt ebenfalls daran, inwieweit alle Generationen überhaupt ihre Interessen einbringen konnten. Absolut „tödlich“ ist es, wenn man eine Generation dauerhaft unterfordert.

Ebenso sollte keine Generation zu Hilfsarbeitern der Sozialarbeit gemacht werden. Auf jeden Fall benötigt ein gleichwertiger Austausch, dass jede Seite ihren eigenen Nutzen aus der Veranstaltung ziehen kann. Die Teilnehmer nehmen sehr wohl wahr, ob es ein *beiderseitiges Geben und Nehmen* gibt oder ob eine Seite unverhältnismäßig mehr investiert oder profitiert. Auch hier ist klar, dass in der Praxis nicht immer ein Gleichgewicht im Geben und Nehmen existiert, aber es wird von innen wie von außen sehr wohl wahrgenommen, ob alle beteiligten Generationen die *gleiche Wichtigkeit am Gesamtprozess* hatten. Ein gleichwertiger Austausch wird darüber hinaus auch dadurch bestimmt, ob es bei den Aktivitäten für die unterschiedlichen Möglichkeiten der Altersgruppen entsprechende *Chancengleichheit* gegeben hat. Die Herausforderung an die Macher besteht darin, Aufgaben zu stellen und Situationen zu schaffen, die keine Gruppe ausschließt. Auch hierbei kann der Teufel im Detail stecken, gute Ideen stoßen in der Realisierung auf unvorhergesehene Handikaps oder favorisieren insgeheim eine Altersgruppe. Zum Beispiel wird Zeitdruck immer die Gruppe favorisieren, die „schneller“ ist. Eine gute Möglichkeit, einen gleichwertigen Austausch zu unterstützen, ist es, sich auf die *speziellen biografischen Erfahrungen bestimmter Alterskohorten* zu beziehen. Dabei sollten die speziellen *Erfahrungen jeder Altersgruppe* für den Prozess aktiviert werden. So kann man z. B. historische Erfahrungen der älteren wie der jüngeren Generation (gleichwertig) einbeziehen. Das setzt meist voraus, schon detaillierter zu wissen, auf welche historischen Ereignisse man sich bei den Teilnehmern beziehen kann, oder aber man nähert sich biografischen Erfahrungen über allgemeine Ausgangsfragen, die jede Generation unabhängig vom Lebensalter beantworten kann, wie z. B.: „Wann war ich glücklich?“

Gegenseitige Wertschätzung

Gegenseitige Wertschätzung zu fördern bedeutet, jeder Generation ihren *Raum zu geben*. Das meint einerseits, jeder Teilnehmer sollte Aufmerksamkeit für die andere Generation aufbringen, und anderseits, ganz konkrete Zeiträume zur Verfügung gestellt bekommen, in denen jeder Teilnehmer agieren und wahrgenommen werden kann. Wenn sich Kinder und Jugendliche schwertun, mit Erwachsenen zu kommunizieren, liegt das z. B. daran, dass sie von Erwachsenen – jugendlich ausgedrückt – „zugequatscht" werden. Erwachsene haben mehr Routine im Small Talk und darin, irgendetwas von sich im Gespräch mitzuteilen. Das soll nicht heißen, dass das Kinder und Jugendliche nicht könnten. In der generationsübergreifenden Begegnung kann es aber sinnvoll sein, z. B. durch eine Spielregel dafür zu sorgen, dass alle den gleichen Raum erhalten, etwas von sich zu erzählen. Auch zwischen unterschiedlichen Erwachsenengenerationen können solche Spielregeln sinnvoll sein, z. B. wenn große Statusunterschiede dazu führen, dass eine Generation schweigt oder schlicht an der Ignoranz einiger Teilnehmer scheitert.

Um sich gegenseitig wertzuschätzen, braucht es die *Gelegenheit, etwas vom anderen zu erfahren.* Meistens wissen die einen (der einen Generation) vorher nicht, was sie im Nachhinein am anderen (der anderen Generation) interessant finden werden. Jeder sollte die Gelegenheit bekommen, etwas von seiner Persönlichkeit zu zeigen. Situationen, in denen die eigene Individualität wichtig ist und ausgedrückt werden kann, können dabei helfen. Das zielt nicht nur auf biografische Erfahrungen oder Wissen, Meinungen und Einstellungen, sondern auch auf Aspekte, in denen jeder als einmalig wahrgenommen wird, wie z. B. Kreativität, Humor, Körperlichkeit oder persönliche Eigenarten, Bereiche, in denen Leistungsvergleiche weitgehend sinnlos sind. *Also braucht es Gelegenheiten, etwas von der eigenen Person zu zeigen, sodass die individuelle Einmaligkeit erkennbar werden kann.* In Generationszusammenhängen ist jeder wichtig und nicht nur die „Besten". Eine Atmosphäre der gegenseitigen Wertschätzung kann entstehen, wenn weitgehend darauf verzichtet wird, Kategorien wie „richtig" oder „falsch" einzuführen. Wenn es die Umstände erlauben, sollten alle Lösungen oder Lösungswege genutzt werden, auch wenn z. B. irgendjemand mal etwas falsch verstanden hat. Mit *Fehlerfreundlichkeit und der Haltung, Abwertungen zu vermeiden,* tragen die Moderatoren in generationsübergreifenden Projekten zur gegenseitigen Wertschätzung bei. Darüber hinaus tragen die Macher besondere Verantwortung dafür, dass alle Generationen ihre *thematische und zeitliche Wichtigkeit im Prozess* erhalten. Diese Verantwortung umfasst die Fragen, inwieweit alle Generationen im Projekt oder am Thema beteiligt wurden, wie groß der Anteil der jeweiligen Generation an der gestalteten Zeit ist, oder in welchem Verhältnis bzw. Missverhältnis die unterschiedlichen Anteile der Generationsgruppen (im Vergleich) stehen. Diese im Gesamtprozess sichtbare „Aufteilung“ trifft eine Aussage über die Wertschätzung der Generationen durch die Veranstalter. Sollten die Macher ein Missverhältniss zu Ungunsten einer Gruppe übersehen und nicht darauf reagieren, beeinflussen sie indirekt auch die Wertschätzung der Generationen untereinander.

Unterschiedliche Zugänge

Ziel der generationsübergreifenden Arbeit ist es, Beziehungen zwischen Menschen unterschiedlicher Generationen zu stiften. Individuelle Beziehungen lassen sich durch geeignete Rahmenbedingungen anregen. Trotz unterschiedlichster subjektiver Ausgangslagen sollen die Teilnehmer innerhalb der Projekte möglichst viele Angebote zur intensiven Begegnung nutzen. Das lässt sich dadurch unterstützen, indem man innerhalb der Projekte für ein breites Spektrum an Themen sorgt (*Themenvielfalt*) und öfter mal die angewandten *Methoden wechselt*. Je größer die Vielfalt, desto leichter können die Teilnehmer individuelle Anknüpfungspunkte finden. Unterschiedliche Zugänge zu ermöglichen, kann aber auch bedeuten, sich auf die speziellen Stärken Einzelner zu beziehen. Wenn jemand beispielsweise ein Instrument spielen kann, dann bietet es sich an, solch eine Fähigkeit für das Projekt zu nutzen. Eine individuelle Stärke kann aber auch darin bestehen, dass eine bestimmte Generationsgruppe eine einzigartige Erfahrungsperspektive einbringen kann. Wie die Jugend in „Düppelsdorf“ ihre Freizeit gestaltet, lässt sich z. B. durch eine Besichtigung der Spielplätze oder über Erfahrungsberichte der „Düppelsdorfer“ Jugendlichen, als den eigentlichen Experten, „klären“. *Einzelpersonen oder eine bestimmte Altersgruppe verfügen über Stärken, die, wenn sie „sichtbar“ werden können, Interesse wecken und Anknüpfungspunkte zur individuellen Begegnung bieten.*

Ein weiterer Aspekt „unterschiedlicher Zugänge“ ist es, *Herausforderungen für jedes Alter* zu finden. Wie in vorherigen Abschnitten schon beschrieben, können die Interessen und Fähigkeiten der Altersgruppen sehr unterschiedlich sein. Das Projekt sollte deshalb nicht nur Aufgaben und Situationen finden, alle einzubeziehen, sondern auch alle Beteiligten herausfordern. Es besteht ein qualitativer Unterschied zwischen „einbeziehen“ und „herausfordern“. Dieser Unterschied beschreibt einen *individuellen Entwicklungsspielraum*. Dieses Entwicklungspotenzial sollte allen Generationen zur Verfügung stehen.

Wahrnehmung der Gemeinsamkeiten und der Unterschiede

Eine besondere Rolle in generationsübergreifenden Projekten spielt der Umgang mit Gemeinsamkeiten und Unterschieden. Dass sich Menschen verschiedener Generationen unterscheiden, steht außer Frage. Dass die Gemeinsamkeiten zwischen den Generationen unterstützt und gestärkt werden sollen, ist als Ziel der Arbeit ebenso fraglos. In der Praxis entstehen aber wichtige Fragen: Soll man bestehende Gegensätze ignorieren? Muss man eine Generation vor der anderen schützen? Muss man die Generationsgruppen aufeinander vorbereiten?

Im Umgang mit Gemeinsamkeiten und Unterschieden lassen sich feine Spuren von Macht und Ohnmacht, Kontrolle und Ausgrenzung wiederfinden. Gemeinsamkeiten wahrzunehmen, meint einerseits integrieren, zusammenführen, in Einklang bringen, vermischen, eine Synthese herstellen, vereinheitlichen. Es kann anderseits aber auch heißen, zu zentralisieren oder zu orchestrieren, *also das Ausüben von Kontrolle bedeuten*. Die Wahrnehmung von Unterschieden kann bedeuten, zu unterscheiden, zu klassifizieren, zu definieren, aufzuteilen, zu nuancieren; es kann aber auch bedeuten, jemanden zu isolieren, auszuschließen, auszusondern und zu diskriminieren.

Der Wille oder Wunsch, etwas harmonisches Gemeinsames zu erleben, darf nicht dazu führen, bestehende Differenzen zu übergehen oder die „andere Seite" zu vereinnahmen. Ist das berühmte „In-die-Backe-Kneifen" bei Kindern Ausdruck von Sympathie oder schlicht unangenehm? Ist eine naive Kritik ernst zu nehmen? Lassen sich schlimme Bomben-Kriegserfahrungen mit der Erfahrung der Verdrängung der NS-Zeit zusammenbringen?

Mit welchem Ziel bringt man die Generationen zusammen? Hier bietet sich eine paradoxe Formel an: *So zu integrieren, dass die Gelegenheit entsteht, (mehr) Differenzen wahrzunehmen, mit dem Ziel, Differenzen stehen zu lassen, ohne etwas an ihnen ändern zu müssen.*

Aus meiner Praxis kann ich von guten Erfahrungen mit paradoxen Interventionen mit dieser Zielrichtung berichten. So lassen sich Vorurteile zwischen den Generationen oft entkräften, indem man die Generationen spielerisch auffordert, die jeweiligen Klischees zu benennen. Waren diese Vorteile in der Anfangsphase ausgesprochen, spielten sie im weiteren Verlauf meist keine Rolle mehr. Trotz allem bleibt es eine Aufgabe, sehr sensibel den Prozess zu begleiten angesichts der Praxiserfahrung, dass manchmal feine Nuancen darüber entscheiden, ob nur scheinbar eine Gemeinsamkeit erreicht wird oder ob tatsächlich ein erweitertes *Verständnis füreinander* entstanden ist.

Lebensweltorientierung

Generationsübergreifende Projekte sollten sich an der Lebenswelt ihrer Teilnehmer orientieren. Wobei Lebenswelt nicht den eingeschränkten Bezug auf Alltagsrealität meint:

> „Im Unterschied zum Begriff der Alltagswelt legt der Begriff der Lebenswelt das Gewicht auf die umfassende Erfahrungs- und Vorstellungswelt, sowohl die jeweils aktuell praktizierte als auch die latent vorhandene. Damit werden Rückgriffe ins Vergangene, Vorgriffe ins Utopische und Konzentration auf das Gegenwärtige als gleichzeitig präsent, verfügbar und handhabbar angenommen" (aus: Erpenbeck, John, und Heyse, Volker (2007): Die Kompetenzbiographie. Münster/New York/Berlin/München: Waxmann Verlag, S. 57).

In diesem Sinne müssen sich generationsübergreifende Projekte immer fragen, *was können die Generationen aus ihrer Lebenswelt beitragen, was weiß man von der Lebenswelt der Akteure und wie kann man Aspekte der Lebenswelten zur Begegnung nutzen.* Die Orientierung an der Lebenswelt erhöht den persönlichen Bezug der Akteure zur gemeinsamen Erfahrung. Je größer die Nähe zur Lebenswelt der Teilnehmer ist, desto größer ist die Chance, dass sich die im Projekt gemachten Erfahrungen in den Alltag transportieren lassen.

Mit Hilfe der von mir beschriebenen Rahmenbedingungen (Offenheit, gleichwertiger Austausch, gegenseitige Wertschätzung, unterschiedliche Zugänge, Wahrnehmen von Gemeinsamkeiten und Unterschieden und Orientierung an der Lebenswelt) lassen sich Projekte beschreiben und vergleichen. Sie beschreiben den Rahmen, aus dem heraus sich Ergebnisse, seien sie sozialer, künstlerischer oder lebenspraktischer Natur, entwickeln können.

Irene Bruns

Ethische Fragen intergenerativer szenischer Arbeit – wie können verschiedene Altersgruppen/Generationen von der gemeinsamen szenischen Arbeit profitieren?

Alte und junge Menschen beginnen mit völlig unterschiedlichen Voraussetzungen ihre gemeinsame szenische Arbeit.

Beginnen möchte ich mit einer Beschreibung der Kompetenzen, die alten Menschen in die intergenerative szenische Arbeit einbringen können und damit zur Bereicherung der gemeinsamen szenischen Arbeit mit den jungen Menschen beitragen. Ich beziehe mich hier auf Forschungen und Theorieansätze von Leopold Rosenmayr und Ursula Lehr.

Alte Menschen wissen um ihre Lebensleistung und sind stolz auf ihre Lebenserfahrung. Die Unbeirrbarkeit in der Selbstaussage, mit der sie ihre Lebensleistungen darstellen, ist eine ihrer auffallendsten Kompetenzen.

Alte Menschen sind aber durchaus bereit, sich auf neue und andere Ideen einzulassen. Sie wissen, dass sie nichts mehr verlieren, wohl aber noch dazugewinnen können. Ein Beispiel ist das Interesse an dem Medium Computer. Hier ist die Großelterngeneration bereit, die Ideen der Enkelgeneration für sich zu nutzen.

Alte Menschen haben das, was man Paradoxie-Kapazität nennt. Sie haben ein vertieftes Urteilsvermögen und können Widersprüche, die sich in ihrem Leben ergeben haben, verbinden oder nebeneinander stehen lassen.

Sie verfügen über eine Unsicherheitstoleranz. Sie wissen, dass sich nicht alle Probleme lösen lassen und dass das Leben irgendwie weitergeht.

Alte Menschen haben eine Fähigkeit zur Zurücknahme, d. h. sie können Fehler eingestehen und Neuanfänge wagen. Sie können ihre eigenen Lebenserfahrungen in größere Zusammenhänge einfließen lassen. Denkweisen und Inhalte, die auf individuell erworbener Lebenserfahrung beruhen, können im Alter durch Neuordnung und Neubewertung zu einer Umorientierung in der aktuellen Lebenswirklichkeit führen.

Leopold Rosenmayr bezeichnet es als „komplexe Vernunft und späte Freiheit“ (1992), wenn der im Alter gewonnene Freiraum zur Schaffung eigener neuer Werte und Normen genutzt wird. Wenn „Unerledigtes“ aufgearbeitet werden kann, nach dem Motto: „Das wollte ich schon immer mal machen.“ Unerschlossene Kapazitäten älterer Menschen können erst durch das Herausfordern von Kreativität, in gewisser Weise auch ungeachtet des Alters, zur Wirkung gebracht werden.

Theaterspielen trotz körperlicher Einschränkungen, Sprechstörungen oder Konzentrationsschwächen ist an sich schon eine große Herausforderung. Eine weitere liegt darin, noch einmal etwas völlig Neues zu wagen. Theaterspielen bekommt für die alten Menschen eine besondere Bedeutung, weil sie hier viel ausprobieren können. Die Kreativität, die dabei geweckt wird, betrifft nicht nur das szenische Spiel an sich, sondern überträgt sich auch auf andere Bereiche, wie z. B. die Auseinandersetzung mit dem persönlichen Lebenslauf und die Neugewichtung der einzelnen Sequenzen zur Akzeptanz desselben oder die Bewältigung der notwendigen Prozesse des Alterns und nicht zuletzt kreatives Herangehen an die Probleme, die sich aus der gesellschaftlichen Umwelt ergeben. Die Aufgeschlossenheit neuen Kontakten bzw. anderen Menschen gegenüber ist z. B. geradezu überlebensnotwendig, wenn Freundschaften durch „Wegsterben“ der alten Freunde beendet werden.

Die Erfahrungen, die alte Menschen beim Theaterspiel machen, sind wie eine Quelle, aus der sie Lebensfreude, Lebenskraft und Lebensmut schöpfen. Die gemeinsame Theaterarbeit mit Kindern gibt ihnen darüber hinaus eine Art Zukunftsorientierung. Kinder signalisieren besonders den alten Menschen in Altenheimen, dass das Leben weitergeht. Es wird nicht nur gestorben. Es wird auch gelebt. Das Leben geht auch ohne sie weiter. Es lohnt sich also, Erfahrungen weiterzugeben und Erlebnisse weiterzuerzählen, und sei es nur um Einfluss zu nehmen. Auch in diesen Prozessen wird wieder geordnet und neu gewichtet. Ich möchte hier jetzt nicht näher auf die Bedeutung und Probleme von Oral History eingehen, sondern nur vier Punkte herausgreifen, die für die intergenerative szenische Arbeit von Bedeutung sind. Die eigene Lebensgeschichte wird als ein Stück gelebter Zeitgeschichte an eine nachfolgende Generation weitergegeben. Hier eröffnet sich die Möglichkeit, die eigene Lebensleistung zu reflektieren und zu vermitteln, die eigenen Entscheidungen und die der ganzen Generation zu rechtfertigen und die eigenen Normen und Werte fortschreiben zu können.

Mangelnde Reflexion wird von nostalgischen Sehnsüchten überlagert: „Das Authentische ist nicht unbedingt das Wahre …“[1] In der gemeinsamen szenischen Arbeit können die individuellen Wirklichkeitsbilder einander ergänzen und so zu einem erweiterten Verständnis für die historischen Zusammenhänge führen, in die die individuellen Erfahrungen neu eingeordnet werden können.

Die meisten Szenen entwickeln sich aus der Nachahmung von Situationen aus dem unmittelbaren Erfahrungsbereich der Spielerinnen und Spieler. Sie haben im Rahmen der szenischen Arbeit die Möglichkeit, erlebte Geschichte und erlebte Geschichten neu zu erzählen. Es geht dabei nicht darum, ob die Ereignisse tatsächlich so oder anders stattgefunden haben, sondern um die Vorstellungen der Protagonistinnen und Protagonisten und ihre Wünsche an diese Situation. Mein Ziel ist es nicht, einen objektiven lebendigen Geschichtsunterricht zu machen, sondern junge und alte Menschen gemeinsam kreativ sein zu lassen.

Meinem pädagogischen Ansatz für intergenerative szenische Arbeit liegt der Gedanke zugrunde, dass in unserer heutigen Mediengesellschaft eine schleichende Enteignung der Sinne, der Gefühle, der Ideen und Fantasien der Menschen stattfindet.

Wir können jederzeit, immer und überall Informationen aus den Medien beziehen. Die Art der Strukturierung dieser Informationen lässt keinen Raum mehr für eigene Gedanken- oder Emotionsbildung. Auf die Nachrichtenmeldung „Idi Amin brachte während seiner Herrschaft 75.000 Menschen um“ folgt der Song „Let’s be happy“. Unser Entsetzen über diese Meldung kann gar nicht erst aufkommen, und selbst wenn diese Meldung bis in unser Bewusstsein dringt, werden weitergehende Gedanken einfach musikalisch weggespült. In den anschließenden Wetternachrichten werden die „gefühlten“ Temperaturen verlesen und unser individuelles Wärmeempfinden normiert.

Die Suggestion der Fernsehserien und Soap-Operas, dass alle Probleme in 45 Minuten gelöst werden können, behindert die Ausbildung von Problemlösekompetenzen oder Frustrationstoleranzen.

Beim Chatten im Internet werden wesentliche Bestandteile der zwischenmenschlichen Kommunikation ausgeschaltet. Die nonverbale Kommunika-

[1] Zitat aus den Fernstudienmaterialen EKD (Hrsg.): Älterwerden und Lebensgestaltung – Lebensläufe. Hannover, 1996.

tionsebene, mit allen dazugehörenden Wahrnehmungsmöglichkeiten, entfällt. Erlernen von Körpersprache findet nicht mehr statt und erschwert damit auch das Ausbilden von eigener Körpersprache. Ich möchte aber hier auch auf die positive Seite des Internet-Surfens eingehen, die es gerade alten körperbehinderten Menschen ermöglicht, Informationen zu erlangen, ihre eigenen Geschäfte selbständig zu führen und Kontakte zu pflegen, zu denen sie ansonsten nicht mehr ohne Hilfe in der Lage wären.

Der Wert eines Menschen wird durch Scheinwerte ersetzt. An die Stelle von Lebensleistungen tritt der Fernsehvertrag. Wer ihn hat, egal wie, und wenn es auf Kosten seiner persönlichen Integrität geht, ist wichtig. Die Botschaft der Aktion „Deutschland sucht den Superstar" suggeriert: „Nur wer berühmt ist, ist wer."

Unsere Fantasien werden kommerzialisiert. Unsere Großeltern bekamen Schneewittchen und andere Märchen erzählt oder vorgelesen. Unsere Generation hat diese Märchen und andere Bücher selbst gelesen. Während des Zuhörens oder Lesens haben wir in unserer Fantasie Vorstellungen entwickelt, wie Schneewittchen und die sieben Zwerge aussehen und leben. Heute gibt es eine genormte Vorstellung, von Walt Disney geprägt und belebt, sie lässt keinen Raum mehr für individuelle Fantasien.

Kinder sind Menschen, die den Umgang mit Wahrnehmungen und Gefühlen erst noch lernen müssen. Sie werden also nie erfahren, was sie verlieren, wenn sie ihre elementaren menschlichen Grundbedürfnisse nicht ausbilden und ausleben können. Alte Menschen können Kindern helfen, diese immateriellen Grundbedürfnisse zurückzuerobern. Sie können ihnen vermitteln, was es bedeutet, eigene Gedanken zu entwickeln und zu verfolgen, Zeit kreativ in der Beschäftigung mit sich und anderen Menschen auszufüllen, den Wert eines Menschen unabhängig von materiellen Gegebenheiten zu sehen, unnormierte Körperlichkeit selbstverständlich zu leben, eigene Empfindungen und eigene Emotionen zuzulassen, ausdrücken zu können und akzeptiert zu sehen sowie eigene Phantasien zu entwickeln.

Ich habe mir für meine szenische Arbeit mit alten Menschen *pädagogische Ziele* gesetzt, die auch für die intergenerative Arbeit, zusammen mit jungen Menschen, ihre Geltung haben:

— Spaß am Spiel und Freude am Leben;
— Vertrauen und Selbstvertrauen erwerben;

- Gemeinschaftsgefühl erleben;
- Erlebnisbereitschaft fördern;
- Lust an sich selbst und seinem Körper verspüren (ein vor allem (alten) Frauen verloren gegangenes Gefühl);
- sich als Mensch bewusst wahrnehmen und seine eigenen Ausdrucksmöglichkeiten weiterentwickeln:
- persönliche und gesellschaftliche Grenzen berühren und überschreiten;
- Lernbereitschaft wecken und neue Kompetenzen verinnerlichen;
- Bereitschaft zur kritischen Auseinandersetzung mit sich und seiner Umwelt wecken;
- Reflexion der persönlichen Lebensrealität anregen und ggf. Veränderung dieser Lebensrealität anstreben;
- Zukunftsorientierung erlangen, indem sich die Teilnehmerinnen und Teilnehmer auf größere lang- und mittelfristige Projekte einlassen.

Schwerpunkt der theatralischen Arbeit ist das Improvisieren mit eigenen Themen. Es geht nicht darum Texte zu lernen, sondern gemeinsam szenische Handlungsformen zu erfinden. So besteht z. B. die Möglichkeit, über die Aneignung von theatralen Handlungsformen zu einem Theaterstück bzw. einer Szenenfolge zu kommen. Die Erfahrungen, die mit den Übungen gemacht werden, bestimmen den Fortgang der Arbeit. Aus den Improvisationen entwickelt sich dann das Stück. Ob dieses Stück dann einem Publikum vorgestellt werden soll, entscheiden die Spielerinnen und Spieler selbst.

Angeregt durch einen Zeitungsartikel zum Stadtjubiläum, in dem es um bedeutende Frauen in unserer Stadt ging, wurden die individuellen Lebenswege von Frauen Thema einer Übungsstunde. Das Gespräch drehte sich um berufliche Handlungskompetenzen, die auch in dieser nachberuflichen Lebenssituation noch eine Rolle spielen könnten. Eine Teilnehmerin hatte als Nachrichtenübermittlerin gearbeitet und beherrschte das Morsealphabet noch perfekt. Indem sie den anderen Teilnehmern ihre Kenntnisse erläuterte und vorführte, wurde die Idee geboren, das Morsen doch zur Verständigung untereinander von Zimmer zu Zimmer zu nutzen. Dabei entstand eine Szene, in der eine Frau mit einem Mann im Nebenzimmer ein heimliches Treffen vereinbart. Als die beiden gerade ihr zärtliches Beisammensein genießen wollen, erscheint die Nachtschwester, um lautstark die Situation zu beenden und der gesamten Altenheimöffentlichkeit preiszugeben. Diese Szene, in der es um Wünsche und Ängste, um Sexualität im Alter und im Altenheim geht, wurde häufig mit sehr viel Engagement geübt. Bei der Vorstellung der Szenenfolge „Ein Abend im Altenheim“ vor der Altenheimöffentlichkeit fehlte auf Wunsch der Spielerinnen und Spieler diese Szene.

Die Themen stammen aus allen Bereichen des menschlichen Lebens. Ein wichtiges Themenfeld ist die Auseinandersetzung mit der aktuellen Lebenssituation. Die spielerische Konfrontation mit Themen wie Alter und Kranksein, Einsamkeit und Tod kann zu der Akzeptanz dieses Lebensabschnittes beitragen. Häufig entsprechen die Alten einem Bild von „Altsein“, welches nicht ihr eigenes ist. In der Auseinandersetzung mit dem Image von „Altsein“ und „Altwerden“ können die alten Menschen ihr eigenes Bild vom Alter entwickeln und leben. Im Prozess der Gestaltung liegt die Chance der Auseinandersetzung mit den Problemen des Altwerdens und Altseins und des Lernens für den Umgang mit diesen Problemen. Mit Mitteln des szenischen Spieles werden allgemeine Bestandteile in individuellen Problemen und Situationen herausgearbeitet. Nicht alle Themen, die in szenischen Übungen bearbeitet werden, sind Ausgangspunkt für ein Theaterstück oder enden als Szenenfolge.

In der Rekonstruktion der Wirklichkeit durch ästhetische Verarbeitung bekommen die spielenden Menschen einen neuen Zugang zu diesen Themen. Im Spiel werden neue Wege aus bekannten Situationen gesucht. Im Ausprobieren der Ausdrucksmöglichkeiten von Menschen anderer sozialer Schichten, anderen Alters, anderen Geschlechtes und anderer Nationalität kann das Erleben des Anderssein als Bereicherung empfunden werden. Die Arbeit an Haltungen offenbart Zusammenhänge zwischen verinnerlichten Normen, Vorurteilen, Alltagstheorien und eigenen abgespaltenen, aufgezwungenen, kontrollierten oder rationalisierten Gefühlen. Das Spiel bietet den geschützten Raum, mal so zu sein, wie man nie sein durfte, weil jede Spielerin und jeder Spieler sich auf den Rollenschutz berufen kann: „Ich darf so sein, weil ich diese Rolle spiele!“ Außerdem bietet das Spiel die Möglichkeit, unerfüllbare Träume und verloren geglaubte Hoffnungen zu realisieren. Szenisches Spiel ist reales Handeln in vorgestellten Situationen (Scheller 1998). Die Theatergruppe „Die Unverwüstlichen“ in einem Alten- und Blindenwohnheim in Leer haben zum Thema „Verreisen“ ein Theaterstück mit dem Titel „Die schwarze Katze“ erarbeitet. Bei der szenischen Arbeit an diesem Stück konnten viele Erlebnisse, aber auch ebenso viele Wünsche im Spiel nacherlebt und belebt werden. Die Phantasie der Spieler und Spielerinnen von ihren Wünschen an die Situation hat die Grundlage für dieses Stück gebildet.

Die oben beschriebene Vielschichtigkeit der szenischen Handlungen hat mich dazu veranlasst, mir für meine Arbeit mit alten Menschen *Gütekriterien* zu erarbeiten:

- Subjektorientierung, d. h. die Unbeirrbarkeit in der Selbstaussage als kreatives Moment annehmen;
- Wirklichkeitsbilder ergänzen, um Klischeebildung entgegenzuwirken;
- TN-orientierte Bildungsziele und TN-orientierte Methoden: Vorschläge von den TN für das nächste Treffen aufgreifen und Rücksicht auf körperliche Gebrechen nehmen;
- Emotionen zulassen und Raum geben zum Verarbeiten;
- Dialogbereitschaft in der Gruppe anleiten: Zuhören üben;
- Aktivierung des Denkvermögens durch Assoziationsübungen;
- Altersstereotype zum Gegenstand von szenischen Übungen machen: Die alten Menschen entsprechen einem gesellschaftlichen Wunschbild von Alter, welches nicht ihr eigenes ist;
- den Trend zur „Gleichförmigkeit" durchbrechen, Individualität fördern;
- stützende Zuwendung geben durch Unterstützung selbstbejahender Aktivitäten;
- die Wichtigkeit, den Wert des eigenen Lebensweges bewusst machen;
- soziale Aktionen fördern, die über die pädagogische Situation hinausgehen;
- Zukunftsperspektiven geben: bis zum nächsten Treffen, bis zum fertigen Theaterstück.

Im Folgenden werde ich einige Aspekte aus meiner Theaterpraxis darstellen. Theater für sich zu entdecken, bedeutet zunächst einfach, Lust am Spiel und Freude an der Darstellung zu haben. Im Vordergrund steht deshalb das Ausprobieren, Experimentieren und Improvisieren. Die Senioren können theatrale Techniken erlernen und das Spiel als Möglichkeit der Erweiterung des eigenen Ausdruckes erfahren. Sie können die Grundlagen des Theaterspielens kennenlernen und Erfahrungen mit dem darstellenden Spiel sammeln. Die Übungen des szenischen Spieles bauen aufeinander auf und strukturieren durch immer wiederkehrende Elemente die theatralische Arbeit.

Die Proben beginne ich gewöhnlich mit einem kleinen Plausch oder ich lese etwas vor, eine kurze Geschichte oder ein Gedicht. Daran schließt sich eine Wahrnehmungsübung an, um die Konzentration der Teilnehmerinnen und Teilnehmer auf die Theaterarbeit zu lenken. Das kann sein, dass wir Zuhören üben oder dass wir einander berühren, um miteinander in Kontakt zu treten. Eine sehr intensive Übung ist die „kleinste Fläche". Dabei sitzen sich die Teilnehmerinnen und Teilnehmer paarweise frontal gegenüber. Sie legen die Handflächen aneinander. Die Aufgabe ist nun, die gegenseitige Berührung so weit aufzulösen, dass die Hände sich nur noch an einer minimalen Fläche berühren, z. B. an den Fingerspitzen oder den Knöcheln. Die kleinste Fläche soll durch Ausprobieren gefunden werden. Diese Übung machen die Teilnehmerinnen mit wahrer Begeisterung. Legitimiert durch den „Auftrag" der Spielleiterin, streicheln sie sich die Hände und genießen den Körperkontakt. Jedes Mal wird es dabei ganz still im Raum. Diese Übung kann bei Behinderungen auch mit nur einer Hand ausgeführt werden. Die Hände können auch auf den Knien einer Spielerin oder eines Spielers liegen, wenn die Kraft in den Armen nicht ausreicht um die Hände hochzuhalten. Es können alle daran teilnehmen. Ganz wichtig ist, beim Anregen von Übungen immer darauf zu achten, dass alle daran teilnehmen können.

Die zentralen Bereiche des theatralischen Spiels sind Wahrnehmungs- und Ausdrucksfähigkeit. Die Spielerinnen und Spieler sollen lernen zu beobachten und das Gesehene dann szenisch wiedergeben. Durch Körperübungen, die auch im Rollstuhl ausgeführt werden können, wird das Erinnerungsvermögen aktiviert und die Darstellung von Gefühlen und Situationen ermöglicht. Imaginations- und Partnerübungen verfremden diese ersten spielerischen Erfahrungen und führen weiter in die szenische Arbeit hinein. Übungen zu Mimik und Gestik bilden die Überleitung ins Theaterspiel. Konzentrations-, Gedächtnis- und Entspannungsübungen sind unerlässliche Bestandteile der theatralischen Arbeit.

Der Ausgangpunkt kann eine Körperhaltung oder eine Körperbewegung sein. Ein oder zwei Protagonisten sitzen oder stehen einfach da oder führen eine Tätigkeit vor. Die anderen Anwesenden sagen, was sie sehen. In Reaktion auf diese Vorschläge nehmen die Spieler eine Haltung ein, die zu dem Vorschlag passt, der ihnen am besten gefällt. Dann frage ich sie, welche Gedanken ihnen in dieser Situation durch den Kopf gehen. Im Gespräch entwickeln wir einen Impulssatz. Danach beginnt das Spiel einer improvisierten Szene. Hier ist mir eine besonders lebhafte Theaterstunde in Erinnerung geblieben, in der eine Spielerin im Rollstuhl saß und Kartoffeln schälte. In der Diskussion über die Situationen, in denen Kartoffeln geschält wurden, kamen Individualgeschichten und der Erfahrungsaustausch über gemeinsam erlebte Geschichte zusammen. Es gab die unterschiedlichsten Rezepte über Kartoffelzubereitung, aber auch Geschichten über Ernährung der Familie in Kriegszeiten. Das Grundnahrungsmittel Kartoffel hatte immer einen wesentlichen Bezug zum Alltagsleben von Familien, egal wo und in welcher Situation sie sich befanden. Dieses Material hätte ein ganzes Theaterstück ergeben können.

Impulse für die szenische Arbeit nehme ich fast immer aus den Übungen, indem ich die Anregungen der Spielerinnen und Spieler aufgreife. Imaginationsübungen sind sehr beliebt und vorzüglich dafür geeignet. Dabei werden Gegenstände entfremdet. Einmal brachte ich Bambusstöckchen mit in die Theatergruppe. Zwei ansonsten sehr zurückhaltende Frauen begannen miteinander zu fechten. Die anderen Spielerinnen griffen dies sofort auf. Wir stellten fest, dass es einen wunderschönen Klang gab, wenn die Stöcke aufeinander trafen. Darum haben wir ein Rhythmusorchester gebildet.

Ich nutze auch materielle Auslöser, um Erinnerungen bei den Teilnehmerinnen und Teilnehmern zu wecken. Gute Erfahrungen habe ich mit alltäglichen Gegenständen gemacht, wie z. B. mit Seife, Klammern, Kastanien oder Steinen. Mit der Erinnerung an den Gegenstand kommt die Erinnerung an eine oder mehrere Situationen, die sich mit diesem Gegenstand verbinden. Diese Situationen werden dann nachgespielt und bilden die Grundlage für die weitere szenische Arbeit. Die Betrachtung des eigenen Körpers, z. B. der Hände oder Füße verbindet sich oft mit Erinnerungen an Stationen des eigenen Lebens, die dann szenisch wiederbelebt werden können. In dem Moment, in dem die Geschichte einer Teilnehmerin oder eines Teilnehmers durch die Geschichte einer weiteren Teilnehmerin oder eines weiteren Teilnehmers bestätigt oder ergänzt wird, entsteht eine Identifikation mit der Protagonistin oder dem Protagonisten. Aus der individuellen Geschichte wird eine gemeinsame. Und diese gemeinsame Geschichte wird szenisch weiter bearbeitet. Ich beschreibe das hier in dieser Ausführlichkeit, um deutlich zu machen, dass es nicht darum geht, die Lebensgeschichte eines Einzelnen zu vermarkten, sondern darum, in der Reflektion individueller Schicksale, die Gemeinsamkeiten unterschiedlicher Lebenswege herauszuarbeiten und zu Bindegliedern zwischen den Menschen werden zu lassen.

Die Senioren und Seniorinnen mögen es, wenn ich zu Beginn eines Treffens eine Geschichte vorlese oder erzähle. Es sind meist kleine Alltagsbegebenheiten, die die Menschen dazu anregen, ihre eigenen Geschichten zu erzählen. Mit diesem Material arbeiten wir dann szenisch weiter, indem die Erzähler und Erzählerinnen vorführen, wie sie die Handlungen in den Geschichten ausgeübt haben. Jeweils eine Person führt vor, die anderen ahmen nach, wobei die Protagonistin auf die genaue Nachahmung achtet. Dann führt der nächste Spieler bzw. Spielerin ihre Handlungsalternativen vor, und es wird so wie im ersten Schritt verfahren. So fließen die individuellen Handlungsweisen und der Erfahrungsaustausch darüber in eine gemeinsame Szene ein. Im dritten Schritt werden Reaktionen oder Partnerhandlungen entwickelt. Anschließend entwickeln die Spielerinnen und Spieler kleine Szenen, zu denen sie auch einen Text sprechen. Diese Art der szenischen Arbeit eignet sich sehr gut für die integrative Arbeit. Die Senioren können ihre Erfahrungen an die Kinder weitergeben. Indem sie Alltagstechniken wie Wäsche recken und legen, Wolle wickeln, Kissen beziehen, Äpfel schälen und teilen vorführen, machen die Kinder ganz neue Handlungserfahrungen.

Aus diesen Übungen werden manchmal kleine Szenen, die dann zu Szenenfolgen unter einem Titel zusammengefasst werden. Für eine Aufführung vor einem kleinen oder größeren Publikum wird zwischen den Spielerinnen und Spielern ein Impulssatz vereinbart. Danach wird die Szene frei improvisiert. Nur die Situation ist klar abgesprochen. Somit ist jede Probe und jeder Auftritt immer eine Premiere. Dadurch, dass es keinen festen Text gibt, fühlen sich die Spielerinnen und Spieler sicher und spielen frei und natürlich. Denn sie wissen natürlich um ihre nachlassende Gedächtnisleistung, und die Angst, den Text zu vergessen, würde ihr Spiel behindern.

Durch die körperlichen Behinderungen der Spielerinnen und Spieler ist ihre Bewegungsfreiheit für das szenische Spiel eingeschränkt. Darum entwickle ich für die Stückgestaltung so etwas wie eine Choreografie. Die beweglichen Spielerinnen und Spieler wechseln die Plätze und schaffen so neue Situationen und neue Dialogpartnerschaften. Die beweglichen Spieler bewegen die Rollstühle der unbeweglichen Spielerinnen und Spieler.

Damit bin ich schon bei den Problemen der Theaterarbeit mit alten Menschen bzw. der intergenerativen szenischen Arbeit. Die körperlichen Hilfsmittel wie Handstöcke, Gehwagen und Rollstühle müssen in der Stückgestaltung berücksichtigt werden. Außerdem stehen sie in krassem Gegensatz zu dem Bewegungsdrang der Kinder. Im gemeinsamen Spiel lernen die Kinder, Rücksicht zu nehmen und Hilfestellung zu leisten. Es wird ihnen z. B. gezeigt, wie die Bremsen an den Rollstühlen zu lösen sind, damit sie geschoben werden können. Die Kinder bemühen sich, ihr Bewegungstempo dem der alten Menschen anzupassen, wenn sie zusammen spielen. Dabei können sie die langsamen sinnlichen Bewegungen entdecken, wenn z. B. eine alte Dame ihre Lippen nachzieht und der jüngeren Mitspielerin den Lippenstift überlässt, damit sie das selbst ausprobieren kann.

Bei der Zeitplanung zur Erarbeitung eines Stückes muss berücksichtigt werden, dass die alten Menschen eine längere Vorbereitungszeit brauchen. Darum werden die Kinder erst zu einem späteren Zeitpunkt dazugeholt. Dann allerdings kann die gemeinsame Arbeit sehr befruchtend sein. Die Kinder bringen neue Ideen in die szenische Arbeit ein, die alten Menschen geben ihre Erfahrungen zum Thema weiter. Die Kinder lernen gerne von den Alten, die Alten werden von dem Schwung der Kinder förmlich mitgerissen und es werden ungeahnte Energien bei ihnen freigesetzt.

Kinder sind in der Improvisationsarbeit sehr viel direkter und unbekümmerter. In einem Stück über den Tod, inszeniert von Angelika Heinich vom Jungen Theater in Wilhelmshaven in Zusammenarbeit mit der Malschule Emden, standen sich Kinder und Altenheimbewohner in einem ersten Treffen etwas befangen gegenüber. Aus anfangs gemurmelten Wertungen über die jeweils andere Gruppe entwickelte sich unter Anleitung und mit Ermunterung durch die Theaterpädagogin eine lebhafte Szene. Die Spieler spielten sich frei, indem sie sich so lange gegenseitig als „Rotznasen" und „Friedhofsgemüse" – oder was ihnen sonst noch einfiel – bezeichneten, bis sie miteinander darüber lachen konnten.

Die gesetzlichen Maßnahmen zur Einschränkung der Pflegekosten beeinträchtigen die Arbeit der Theatergruppe, wenn die Betreuung der hochbetagten Spielerinnen und Spieler während der Proben nicht ausreichend gewährleistet werden kann. Durch Kooperation beispielsweise zwischen dem Jungen Theater in Wilhelmshaven und dem Alten- und Blindenwohnheim in Leer ist es möglich, dass außer der Theaterpädagogin noch ein Zivildienstleistender vom Theater, einer vom Heim sowie eine Pflegerin bei den Treffen dabei sind. Ich komme als freie Theaterpädagogin in das Altenheim und habe höchstens die Ergotherapeutin mit in der Gruppe. Meistens bin ich allein mit den alten Menschen. Wenn jemand zur Toilette muss, muss ich die szenische Arbeit unterbrechen und nach einer Pflegerin klingeln.

Immer wieder kommt es vor, dass während der Proben oder nach der Premiere eine Darstellerin oder ein Darsteller schwer erkrankt oder sogar verstirbt. In Emden beispielsweise wurde gemeinsam von der Altentheatergruppe „Die Wagemutigen", betreut vom Jungen Theater der Landesbühne Niedersachsen Nord in Wilhelmshaven, und den Kindern der Malschule der Kunsthalle Emden das Theaterstück „Grenzen" entwickelt. Die Grundidee des Stückes war: „Jeder Mensch hat seine Grenzen: körperlich, geistig, seelisch. Oft sieht man aber nur das eigene Leid und verschließt sich so vor der Umwelt" (Schnüffelheft 95/96, Junges Theater der Landesbühne Niedersachsen Nord, Wilhelmshaven). Die Premiere dieses Märchens mit Masken wurde ein großer Erfolg. Es gab leider keine weiteren Vorstellungen, weil drei Mitspielerinnen innerhalb kurzer Zeit verstarben.

Die Theatergruppe „Die Wellenbrecher" an der Landesbühne Niedersachsen Nord in Wilhelmshaven schreibt ihre Stücke unter Anleitung der Theaterpädagogin Angelika Heinich selbst. In den meisten Stücken sind die Rollen den Spielerinnen und Spielern auf den Leib geschrieben. In der aktiven Probenphase erlitt eine Darstellerin einen Schlaganfall und war danach halbseitig gelähmt. Eine weitere Darstellerin bekam körperliche und seelische Probleme und musste auch ausscheiden. Also musste das Stück umgeschrieben und neu geprobt werden. Drei Wochen vor der Premiere ist die Schlaganfallpatientin verstorben. Die Realisierung des Stückes war erneut in Frage gestellt.

Ich möchte auf einen wichtigen Aspekt aufmerksam machen, der meine Arbeit von der Arbeit einer festangestellten Theaterpädagogin an einem Theater unterscheidet. Der Auftrag eines Theaters verpflichtet, Stücke zu entwickeln und sie zur Aufführung zu bringen. Ich als freie Theaterpädagogin kann meine Spielerinnen und Spieler selbst entscheiden lassen, ob sie aus den szenischen Übungen eine Szenenfolge oder ein Theaterstück entwickeln wollen und ob sie es aufführen möchten oder nicht.

An dieser Stelle möchte ich eine Diskussion über die ethischen Fragen unserer kulturellen Arbeit anregen. Als Pädagogen, Künstler oder Sozialarbeiter sind wir oft in der Situation, die Resultate unserer Arbeit vorweisen zu müssen. Aber sind es denn *unsere* Arbeitsergebnisse? Müssten wir nicht in der Lage sein, den Sinn und Nutzen unserer Arbeit anders nachzuweisen und zu begründen als über das Präsentieren der Arbeiten der uns anvertrauten Menschen? Besonders im szenischen Spiel haben wir es mit einem sehr sensiblen Bereich zu tun. „Der Mensch ist das Medium seiner selbst" (Boal 1997). Die Menschen spielen mit ihrem Körper, ihren Ausdrucksmöglichkeiten, ihren Gefühlen, Gedanken, Wünschen und Träumen. Daraus resultiert eine besondere Verantwortung für uns als Pädagogen. Dürfen wir die uns anvertrauten Menschen ausstellen oder vorführen?

Diese Frage wurde konkret, als ein Mitglied der Theatergruppe „Die Wagemutigen" in Emden an Demenz erkrankte. Er konnte nur noch mit einer anderen Spielerin/einem anderen Spieler oder einer Betreuerin/einem Betreuer auf die Bühne gehen. Er wusste nicht mehr, wann und wohin er gehen sollte. Er konnte nur noch das letzte Wort seiner Vorrednerin oder seines Vorredners wiederholen. Sätze oder Worte aus eigenem Antrieb kamen nicht mehr. Szenische Arbeit war nicht mehr möglich. Die Mitglieder der Theatergruppe wollten ihn aber dabei haben: „Er gehört zu uns." Ein Ausschluss aus der Theatergruppe hätte einsames Dahindämmern in seinem Zimmer oder auf dem Flur des Altenheimes für ihn bedeutet. Wenn er in der Gruppe bleiben würde, hätte er wenigstens eine andere Art von Ansprache als im Pflegebetrieb möglich und üblich und zudem ein Gruppengefühl. Das „etwas mehr an Lebensqualität" für ihn war am Ende entscheidend. Er blieb in der Gruppe und wurde mit den ihm verbliebenen Fähigkeiten integriert. Er kam immer in Begleitung auf die Bühne – als Sohn oder Ehemann. Er wurde so angesprochen, dass die Wiederholung einzelner Worte einen Dialog möglich machte.

Angeregt durch diese Diskussion, habe ich mir für meine szenische Arbeit einen eigenen *ethischen Code* gegeben:

- — Jeder macht nur, was er kann. Jeder darf aufhören, wenn es zu anstrengend wird.
- — Niemand wird gezwungen, etwas gegen seinen Willen zu tun (Boal).
- — Das Spiel hat dort seine Grenzen, wo es Menschen physisch oder psychisch verletzt (Boal).

— Die Menschen werden nicht bloßgestellt oder lächerlich gemacht.
— Jeder Mensch hat eine Kompetenz für seine eigenen Gefühle, Erinnerungen und Erlebnisse.
— Zuhören und versuchen, zu verstehen, nicht bewerten!
— Berühren lassen, aber nicht berühren.
— Die Intimsphäre der spielenden Menschen ist zu respektieren. Es gibt keine Aufführung, wenn es nicht ausdrücklich gewünscht wird.

Theaterspiel ist keine Therapie. Es ist eine Kulturtechnik, oder auch eine Lernform, die möglicherweise therapeutische Wirkung hat. Die bildende Wirkung des theatralischen Spiels liegt in den Erfahrungen, die jede Spielerin und jeder Spieler für sich allein und individuell macht. Es geht nicht darum, die Persönlichkeit der alten Menschen zu verändern, sondern darum, ihnen zu ermöglichen, ihren Ängsten und Sorgen, Wünschen und Träumen mit den Mitteln des szenischen Spiels Ausdruck zu verleihen.

Dabei ist zu beachten, dass die Spielsituationen alle der Vorstellungswelt der Spielerinnen und Spieler entstammen. Diese Vorstellungen bilden die Grundlage für das szenische Handeln. Dabei kann es möglicherweise zu starken Emotionen seitens der Spielerinnen und Spieler kommen. Es ist wichtig, diese Emotionen zuzulassen und zu akzeptieren. Darum braucht das szenische Spiel auch ausgebildete Spielleiter, die diese Situationen auffangen können und die Spielerinnen und Spieler wieder auf die Spielebene zurückführen.

Im Vordergrund steht jedoch immer das Erlernen von Theatertechniken. Wesentlichstes Ziel ist die Erziehung des Menschen zur schöpferischen Individualität. Damit meine ich die Entwicklung der Darstellungsmöglichkeiten des Menschen. In allen Menschen liegen Talente verborgen. Im Spiel kann man diese verschütteten Talente wieder zum Leben erwecken, und ich habe erlebt, wie die alten Menschen sie wie einen wieder gefundenen Schatz angenommen haben.

Zum Schluss möchte ich noch eine Übung aus meinem Schatzkästchen weitergeben. Ich bin mehrfach gebeten worden, sie aufzuschreiben. Es handelt sich um eine Fantasiereise.

„Hände betrachten“: Die Teilnehmer sitzen im Kreis und betrachten ihre Hände. Der Spielleiter/die Spielleiterin spricht langsam und betont, mit langen Pausen zwischen den Sätzen.

„Schaut auf eure Hände. – Schaut sehr genau hin. – Betrachtet die Linien in der Hand. – Wie sieht die Hautfarbe aus? – Habt ihr Narben an den Händen? – Dreht die Hände langsam um. – Betrachtet die Fingernägel. – Wie sieht die Haut auf dieser Seite aus? – Ist sie faltig? – Ist sie fleckig? – Reibt eure Hände wie beim Händewaschen und fühlt ganz bewusst die Haut. – Wie fühlt sie sich an? – Wo ist sie weich und zart? – Wo ist sie hart und rau? – Tragt ihr ein Schmuckstück? – Welche Erinnerungen knüpfen sich daran? – Bewegt eure Hände und beobachtet sie dabei. – Was haben diese Hände schon alles erlebt? – Was haben sie schon alles gearbeitet? – Was haben sie schon alles berührt? – Erinnert euch an Dinge, die eure Hände geschaffen haben. – Erinnert euch an Situationen, in denen eure Hände tätig waren."

Pause lassen!!!

„Nun wollen wir die Hände wieder ruhen lassen. Legt eure Hände in den Schoß und kehrt mit euren Gedanken in unseren Kreis zurück. Lasst uns etwas gemeinsam mit unseren Händen machen."

Da dieses eine sehr intensive Übung ist, sollte eine ausführliche verbale Reflexion eingeplant werden. Die Menschen haben erfahrungsgemäß das Bedürfnis nach einer Erzählrunde. Der Austausch tut ihnen gut, besonders wenn Emotionen durch diese Übung ausgelöst worden sind.

Literatur

Boal, Augusto (1997): Theater der Unterdrückten. Frankfurt am Main: edition Suhrkamp

Rosenmayr, Leopold (1992): Die Schnüre vom Himmel. Forschung und Theorie zum kulturellen Wandel. Wien: Böhlau Verlag

Scheller, Ingo (1998): Szensches Spiel. Handbuch für die pädagogische Praxis. Berlin: Cornelsen

Schnüffelheft 95/96, Junges Theater der Landesbühne Niedersachsen Nord, Wilhelmshaven

Jan Sterling

Die Londoner Organisation *Magic Me*[1]

Zu Beginn meines Beitrages möchte ich *Magic Me* als eine intergenerative Kunstorganisation vorstellen und etwas über den Hintergrund unserer auf Kunst basierenden Arbeit mit Gruppen von älteren und jüngeren Menschen mitteilen.

Anschließend möchte ich auf den Prozess der Entwicklung, Umsetzung und Evaluierung eines *Magic Me*-Projektes eingehen, bevor ich diese Projektphasen an einem Beispiel aus der Praxis illustrieren werde.

Magic Me hat mit der Absicht angefangen, Kunstaktivitäten dazu zu nutzen, alten, alleinstehenden Personen, die oft isoliert in Pflegeheimen leben, die Chance zu geben, durch die Interaktionen mit jungen Menschen wieder aktiver zu werden. Natürlich haben wir schnell festgestellt, dass die Älteren das Leben der Kinder ebenfalls bereichern; die Kinder machen dabei Erfahrungen, die sich qualitativ von denen unterscheiden, die Kinder in ihrem sonstigen Umfeld machen. Wir waren in der Tat fasziniert von der Art und Weise, wie Kinder und ältere Menschen sich gegenseitig durch die gemeinsame kreative Aktivität stimulieren können, wie jeder seinen eigenen Weg findet, die Bedürfnisse des/der Partner zu berücksichtigen und zu erfüllen.

Das Herzstück der Philosophie von *Magic Me* ist das Wissen, dass alle Menschen eigenständige Individuen sind mit spezifischen Möglichkeiten, zu wachsen und sich zu verändern, unabhängig davon, wo sie sich in ihrem natürlichen Prozess von Leben, Altern und Sterben befinden. Dass dieses Vermögen eines Individuums durch Beziehungen mit anderen gestärkt und erweitert wird, ist Ausdruck dieser Philosophie.

Magic Me arbeitet in London Borough bei Tower Hamlets im East End von London. Dieses Viertel ist eine der gesellschaftlich am meisten vernachlässigten Gegenden von London und ganz Großbritanniens. East End: Traditionell eine Gegend der Arbeiterklasse ist es mittlerweile die Heimat von vielen neu angekommenen Immigrantengruppen geworden. So gab es am Anfang des letzten Jahrhunderts eine große jüdische Gemeinde mit etlichen irischen und auch mit

[1] Übersetzung: Barbara und Gundi Narr.

anderen weißen Einwohnern Großbritanniens. In den zurückliegenden Jahren wurde das East End zur Heimat einer wachsenden Zahl von Einwanderern aus Bangladesch und (zu einem geringeren Teil) von Einwanderern aus Somalia.

Viele der älteren Menschen, mit denen wir gearbeitet haben, waren weiß oder jüdisch, und fast alle haben den größten Teil ihres Lebens in dieser Gegend gelebt. Aber – wie gesagt – diese Bevölkerungsschicht schwindet, und auch die ältere Bevölkerung wird zunehmend multikultureller. Die jüngeren Leute, die bei *Magic Me* beteiligt sind, kommen überwiegend aus Bangladesch; daneben gibt es eine Minderheit, die sich aus einigen Weißen, Somalis und anderen kulturellen Gruppen zusammensetzt.

Die veränderten demografischen und kulturellen Strukturen des East Ends führen dazu, dass die Projekte von *Magic Me* nicht nur junge und alte Menschen verbinden, sondern ebenso Menschen verschiedener Kulturen und unterschiedlichster Herkunft. Vielfach kann unsere Arbeit als Entwicklungsarbeit oder Gemeinwesenarbeit beschrieben werden, zumal wir mehr und mehr Projekte entwickeln, die kreativ auf die komplexen Bedürfnisse einer multikulturellen Gemeinde reagieren. Einen großen Teil der Mittel, die wir gegenwärtig erhalten, wird von staatlichen Initiativen zur Regeneration der Nachbarschaft und zur Linderung sozialer Ausgrenzung gewährt.

Bei unserem Weg, eine Gemeinschaft herzustellen, spielen die Künste bei *Magic Me* die zentrale Rolle. Indem wir verschiedene Gruppen von jungen und alten Menschen mit gemeinsamen Kunstaktivitäten begeistern, helfen wir dabei, Beziehungen zwischen Menschen, die sich sonst nicht treffen würden, zu entwickeln und zum Blühen zu bringen. Zentraler Grundsatz meiner Praxis ist die Vorstellung „Meeting is making“. Mit anderen Worten: Wenn man es Menschen ermöglicht, sich zu begegnen, ist das Ergebnis des Treffens ein kreatives Ergebnis. Ähnliches gilt für den Umkehrschluss: „Making is Meeting.“ Damit meine ich, dass sich beim Zusammenkommen und gemeinsamen Handeln Menschen naturgemäß durch diesen kreativen Prozess entdecken und eine tiefergehende Beziehung miteinander eingehen. Begegnen und Handeln („Meeting and Making“) sind bei den intergenerativen Kunstprojekten von *Magic Me* gleichermaßen von Bedeutung.

Der hohe Stellenwert von Beziehungen erstreckt sich auch auf die Organisation selbst. Um zu tun, was wir tun, bedarf es einer starken Arbeitsbeziehung mit Partnerorganisationen wie Schulen und Pflegeheimen oder Einrichtungen der Tagespflege, mit Fundraising-Organisationen und mit Einrichtungen, die künstlerische und kulturelle Organisationen vermitteln. Ebenso brauchen wir die Zusammenarbeit mit Lehrern, Mitarbeitern aus dem Gesundheitswesen, Managern, Stiftern und freischaffenden Künstlern, die wir zur Unterstützung unserer Projekte unter Vertrag nehmen.

Wir arbeiten quer durch alle Kunstsparten, und so sind bei vielen Projekten zwei oder noch mehr Kunstformen einbezogen. Der Austausch zwischen mehreren Ausdrucksformen stellt einen bedeutenden Bestandteil unserer Arbeit dar. Wenn wir uns für eine Kunstform entscheiden, haben wir die Menschen, mit denen wir arbeiten wollen, im Hinterkopf; oft beteiligen sie sich an der Entscheidung. So werden die Teilnehmenden ihrerseits zu Projektpartnern bei der Arbeit von *Magic Me*.

Die Kerngruppe von *Magic Me*, einschließlich unserer Direktorin Susan Langford und mir als „Art Development Worker“, entwickelt die Projekte, beaufsichtigt sie und setzt sie mit um. Meistens ist *Magic Me* auch für die Beschaffung von Geldern zuständig; manchmal fungieren zusätzlich auch die Partnerorganisationen als Geldbeschaffer. Im Normalfall kümmert sich *Magic Me* um die Finanzierung, das Projektmanagement, die Materialien und die jeweiligen künstlerischen Mitarbeiter. Unsere Projektpartner verfügen über die Veranstaltungsorte, sprechen die Teilnehmer an und unterstützen sie.

Über die Jahre hat *Magic Me* eine Vielzahl von Projektmodellen realisiert; angefangen von kurzen, intensiven Ferienprojekten mit einer Zeitspanne von drei bis fünf Tagen bis hin zu Langzeitprojekten mit einer Dauer von einem Jahr oder mehr. Am häufigsten bringen die Projekte von *Magic Me* kleine Gruppen von zehn bis zwölf Schulkindern, die von ihrem Lehrer begleitet werden, in Kontakt mit einer kleinen Gruppe von älteren Erwachsenen, die von einem Pflegemitarbeiter oder einem Koordinator unterstützt werden. Die Sitzungen finden wöchentlich für ein bis zwei Stunden statt und erstrecken sich über eine Periode von einem oder zwei Schuljahren (zehn bis zwölf Meetings). Meistens finden die Arbeitstreffen bei den älteren Teilnehmern in den Tagespflegeeinrichtungen oder den Altenheimen statt. Es kann selbstverständlich auch einmal Arbeiten geben, die ihren Ausgangspunkt in der Schule haben, und dann werden gelegentlich auch die Erwachsenen eingeladen, eine Schule zu besuchen.

Die künstlerischen Mitarbeiter bereiten die jüngeren Menschen (im Alter von neun Jahren oder älter) und die älteren Menschen (im Alter von 55 oder älter) darauf vor, einander zu treffen. Sie veranstalten dazu getrennte Sitzungen mit jeder Gruppe und inszenieren Diskussionen und Aktivitäten mit dem Ziel, frei ihre Gedanken und Gefühle über die Erwartungen zu äußern, die sie an die Treffen mit ihren älteren bzw. jüngeren Partnern haben. Dadurch wird Raum gegeben, Hoffnungen und Ängste, Vorurteile und Erfahrungen auszudrücken. Die jüngeren Teilnehmer können Begrüßung und Treffen vorab proben, bevor sie dem älteren Partner tatsächlich begegnen. Im Gegenzug werden die älteren Teilnehmer aufgefordert sich zu überlegen, wie sie ihre jungen Besucher willkommen heißen können/wollen.

Junge wie ältere Teilnehmer werden während des Projektes gleichermaßen unterstützt, sie reflektieren ihre Erfahrungen mit der Zusammenarbeit. Das passiert sowohl während der Sitzungen zwischen den älteren und jüngeren Partnern aber auch nach dem intergenerativen Teil der Sitzungen, wenn die Teilnehmer wieder in ihrer eigenen Peergruppe sind. Auf diese Weise können die künstlerischen Mitarbeiter, die Lehrer und die Pflegemitarbeiter die Teilnehmer dabei unterstützen, sowohl die vergnüglichen Aspekte des Projektes zu genießen als auch Erfahrungen, die als schwierig oder problematisch erfahren werden, zu bearbeiten.

Viele Projekte werden um ein bestimmtes Thema konzipiert, das manchmal Bezug zu gesellschaftlichen Ereignissen oder einem speziellen Aspekt des Lehrplans hat. Jedes Projekt arbeitet auf einen irgendwie gestalteten Höhepunkt hin. Das kann eine Aufführung, eine Ausstellung, eine Veröffentlichung oder ein Fest sein. Manche Events beziehen ein eingeladenes Publikum mit ein, andere sind nur den Teilnehmenden allein vorbehalten.

Es ist wichtig festzuhalten, dass ein Projekt, das als Ziel einen öffentlichen Event beinhaltet, nie mit diesem Ereignis enden wird. Es wird mindestens eine folgende Sitzung geben, sodass die Gruppe ihre Erfahrungen mit der Präsentation reflektieren kann. Am Schluss ihrer Arbeit brauchen die Teilnehmer auch Zeit, sich ihrer gemeinsamen Reise zu erinnern, sich des Fortschrittes, den sie in der Zeit, die sie miteinander geteilt, also individuell und kollektiv gemacht haben, zu vergewissern, und um ihre Beobachtungen an uns weiterzugeben, damit wir unsere Arbeit verbessern können. Sie müssen auch ein klein wenig darüber sagen können, was sie mitnehmen, wenn sie sich verabschieden. Am Schluss brauchen die Teilnehmer die Chance sich einzugestehen, dass das Ende ihres Projektes gekommen ist und dass sie einander Lebewohl sagen müssen. Selbst wenn ein weiterer Kontakt absehbar ist und Folgeprojekte mit der Schule, dem Heim oder *Magic Me* organisiert sind, wird sich die Gruppe nie wieder genau so treffen, wie sie war.

Das für die Rahmenrichtlinien maßgebende Ministerium für Grundschule und Sekundarstufe in England hat einen Schwerpunkt auf das Gemeinwesen als eigenständigen Unterrichtsteil gelegt. Die Quintessenz dieser „Bürgerschaftsrahmenrichtlinie“ liegt darin, dass junge Schüler gefördert werden sollen, über sich selbst nachzudenken – und dies sowohl im größeren Kontext ihrer Schule als einer Gemeinschaft als auch auf lokaler, nationaler und globaler Ebene. Schlüsselfragen für diesen Unterricht sind dabei Fragen wie: Was bedeutete es, ein Bürger zu sein? Wie verhalten wir uns als Bürger? Was sind unsere Rechte und was unsere Pflichten als Bürger? Und wie verhalten wir uns im Bezug auf die gesamte Erde?

Diese Rahmenrichtlinien unterstützen außerschulisches Lernen, bei dem die Schüler mit Menschen unterschiedlicher Herkunft und unterschiedlichen Alters in Kontakt kommen, um über die genannten Fragen nachzudenken und Antworten auf sie zu finden. Natürlich gibt es vielfältige Anknüpfungspunkte zwischen der Rahmenrichtlinie und der Arbeit von *Magic Me* mit intergenerativen, künstlerischen Aktivitäten. Außerdem sind wir durch den Einsatz von Kunstprozessen und der Betonung, die wir auf die Entwicklung von Beziehungen innerhalb von intergenerativen Gruppen legen, einzigartig positioniert, um einen herausragenden Beitrag bei der Umsetzung der genannten Rahmenrichtlinie zu leisten.

In einem Projekt geht es zum Beispiel darum, eine Gruppe von Fünfzehnjährigen mit Schulschwierigkeiten, die kurz davor waren, ausgeschlossen zu werden oder sich selbst auszuschließen, mit einer Gruppe von älteren Besuchern einer nahegelegenen Tagespflegeeinrichtung zusammenzubringen. Gemeinsam sollen sie versuchen, einige der oben genannten Fragen zu beantworten. In einem späteren Stadium soll das Projekt mit dem GCSW-Examen über Bürgerschaft in Einklang gebracht werden, und die älteren Teilnehmer haben die Gelegenheit, das Examen, wenn sie das möchten, an der Seite ihrer jungen Partner abzulegen.

Die älteren Teilnehmer sind häufig sehr daran interessiert, Zeit mit den jungen Leuten zu verbringen. In dem Moment aber, in dem sie realisieren, dass sie an einem Projekt teilnehmen, dass mit der „Ausbildung“ junger Menschen verbunden ist, werden sie ängstlich. Kommentare wie: „Ich war nicht so gut in der Schule!", oder: „Ich kenne mich nicht gut genug aus", sind Indikatoren dieser Unsicherheit. Außerdem können sich erwachsene Teilnehmer leicht verunsichert fühlen, wenn sie an einer Aktivität mit Bildungscharakter teilnehmen und befürchten, sie seien nicht lernfähig genug oder würden ihre Sache nicht gut machen.

Im Gegensatz zu ihren erwachsenen Partnern sind die jungen Teilnehmer gezwungen, ein Projekt von *Magic Me* als Teil ihres Unterrichts zu akzeptieren. Während die Aussicht, alte Menschen zu treffen, nicht unbedingt als Attraktion empfunden wird, kann das Angebot künstlerischer Arbeit durchaus verlockend klingen. Ähnlich wie ihre älteren Partner haben auch junge Menschen möglicherweise eigene Ängste in Bezug auf ihr Lernvermögen. Letztendlich ist es möglich, dass sie ähnliche Erfahrungen mit dem Bildungswesen gemacht haben wie die, an die sich die älteren Partner mit solchem Grauen erinnern. Die Möglichkeiten, die eher konventionelle Lernformen ihnen bieten, können sie aus einem Mangel an Selbstvertrauen nicht voll ausschöpfen und gewinnbringend wahrnehmen.

Darum ist es unsere Aufgabe als Projektarbeiter, beide, die jungen wie die alten Teilnehmer, in ihren Kenntnissen zu bestätigen und sie als Personen mit eigener Geschichte, mit Erfahrungen und Wissen, das nur sie in das Projekt einbringen können, wertzuschätzen. Wir müssen sie also von ihrem Irrglauben, sie seien nicht lernfähig, abbringen und ihnen etwas Neues, anderes bieten, etwas, das interessant genug ist, um sich selbst wieder als Lernenden wahrnehmen zu können und Vertrauen in die eigenen Möglichkeiten zum Lernen zu gewinnen.

Unser Weg dies zu erreichen, besteht darin, auf Kunst basierende Aktivitäten vorzubereiten, die Spaß machen, die kreativ und ausdrucksstark sind und die die Gruppenmitglieder aufeinander neugierig machen. Einmal bei der Sache, sind die Mitglieder der Gruppe zunehmend in der Lage, ihre persönlichen Erfahrungen zu teilen, sich füreinander zu interessieren und Gemeinsamkeiten wie Unterschiede in ihren Geschichten zu entdecken.

Ich möchte jetzt einen speziellen Ausschnitt aus unserer Arbeit schildern, der den Zeitraum vom Herbst 2002 bis zum Winter/Frühjahr 2003 umfasst.

„Stranger Than Fiction" war als Schauspielprojekt mit Teilnehmern aus drei verschiedenen Altersgruppen geplant. Zwölfjährige Schüler einer örtlichen weiterführenden Schule sollten sich mit älteren Leuten zwischen 70 und 92 aus einer nahegelegenen Tagespflegeeinrichtung treffen. Die dritte Teilnehmergruppe bestand aus Studenten mit Anfang zwanzig, die aus einem Schauspielkurs stammten, der von der Theaterabteilung einer Universität in der Nachbarschaft angeboten wurde.

Das Projekt wurde mit den Partnern für eine Periode von 14 Wochen im Herbst 2002 konzipiert; dann folgten die weiteren Sitzungen (etliche zur Vorbereitung, andere intergenerativ), die 14 Wochen zwischen Januar und April 2003 in Anspruch nahmen. Das Projekt führte zu einer kleinen Werkstattaufführung, die auf den Lebenserfahrungen der Gruppenmitglieder basierte und vor einem eingeladenen Publikum gezeigt wurde. Die Aufführung enthielt auch Improvisationen und Interaktionen mit dem Publikum.

Mich eingeschlossen, waren zwei *Magic Me*-Künstler primär für das Gelingen des Projektes verantwortlich.

Darüber hinaus haben wir kreativ mit dem Kollegen zusammengearbeitet, der den studentischen Schauspielkurs geleitet hat. Auch er trug zur Konzeptentwicklung und Realisierung des Projektes bei. Parallel dazu unterstützten wir den Fortgang und die Entwicklung seines Kurses. Die Mitglieder dieser „dritten“ Gruppe waren dabei mehr als nur Teilnehmer; sie waren auf der einen Seite junge, engagierte Profis, die lernten intergenerative Kunstprojekte zu verwirklichen, und auf der anderen Seite waren sie als Teilnehmer/Animateure beteiligt.

„Stranger Than Fiction“ war das letzte Projekt einer Reihe, die über drei Jahre in dieser Siedlung lief. Die Grundlagen dieser Arbeit, die von *Magic Me* und ihren Partnern in einer Gruppe namens „Standing On Common Ground“ („Stehen auf gemeinsamem Grund“) gelegt wurden, dienten dazu, jungen und alten Nachbarn aus verschiedenen Kulturen Gelegenheiten zum Treffen und einem ersten Kennenlernen zu geben. Die Arbeit zielte nicht darauf ab, zu konfrontieren oder Probleme und Streitpunkte bezüglich Herkunft, Religion, Geschlecht oder Alter zu benennen. Dennoch wurde in jedem Projekt implizit mit Themen gearbeitet, die es den Gruppen ermöglichte, Aspekte ihrer Verschiedenartigkeit konstruktiv herauszuarbeiten.

„Stranger Than Fiction“ fiel zeitlich mit den Vorbereitung und den ersten Wochen des Irakkrieges zusammen. Die älteren Teilnehmer waren alle jüdisch; die jüngeren Teilnehmer bestanden aus einer Mischung aus Muslimen, Christen und Menschen mit anderen religiösen Wurzeln. Einige hatten keine religiösen Bindungen. Durch die hohe Medienaufmerksamkeit für den Irak und die Konflikte im Nahen Osten war der Zeitraum, in dem das Projekt stattfand, emotional sehr belastet. Zwangsläufig lieferte das Projekt eine Folie, vor der die Gruppenmitglieder ihre Beziehungen zueinander – sowohl im persönlichen als auch im Kontext globaler „Realitäten" – nachspüren konnten.

Ich möchte nun einige Augenblicke des Projektes durch die folgende Serie von Fotografien vorstellen. Für die Teilnehmer werde ich Pseudonyme verwenden. Die Fotografien werden mit der Erlaubnis der Teilnehmer reproduziert.

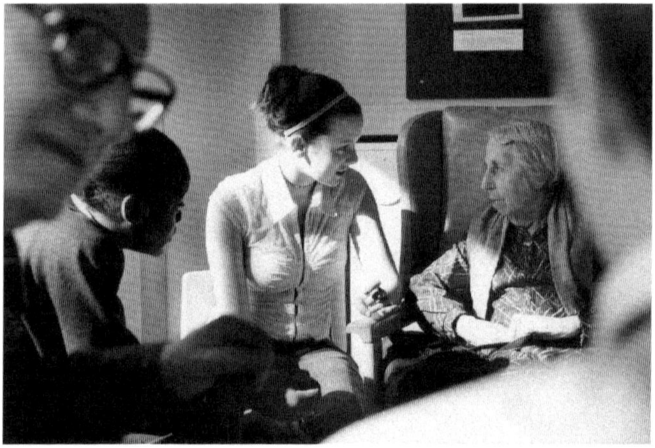

In der allerersten Phase des Projektes kam es uns ganz besonders auf eine Reihe von Dingen an. So wollten wir Gelegenheiten zur Kommunikation schaffen und zum Lernen über das Leben der anderen (woher kommen wir und wer sind wir) geben. In diesem Foto hilft „Jenny", eine zukünftige Schauspielstudentin, der jüngeren Teilnehmerin „Sonia" bei dem Treffen mit „Laura", einer älteren Teilnehmerin. Jenny hat in vorangegangenen Sitzungen Zeit mit Sonia und Laura verbracht und hilft ihnen nun, zueinanderzukommen. Es ist klar, dass die Interaktion hauptsächlich durch Jenny geschieht. Was die Partner übereinander lernen, ist das Ergebnis von Jennys Ermutigung, mit ihr über sich selbst zu sprechen.

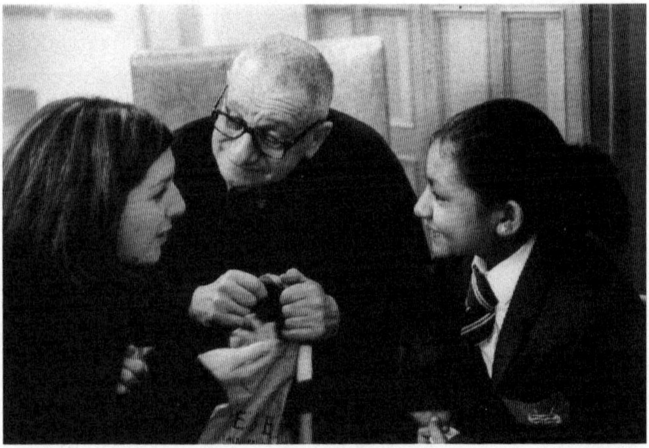

Hier sehen wir eine ähnliche Dreisamkeit. Dennoch ist die Interaktion merklich anders. Jeder der drei ist aktiv an einem Gespräch beteiligt, das von den gesammelten Beiträgen aller lebt. Auf den nächsten Fotografien scheint der Blick des älteren Mannes vom Gespräch seiner Partner absorbiert zu sein, und seine Aufmerksamkeit ist unverkennbar gefesselt. Das war für uns bedeutsam, denn „Sam" war zu dieser Zeit ein wortreicher Mann, den nichts mehr erfreuen konnte, als vor einem Publikum zu singen. Hier ist er so entspannt, dass er auch anderen zuhören kann.

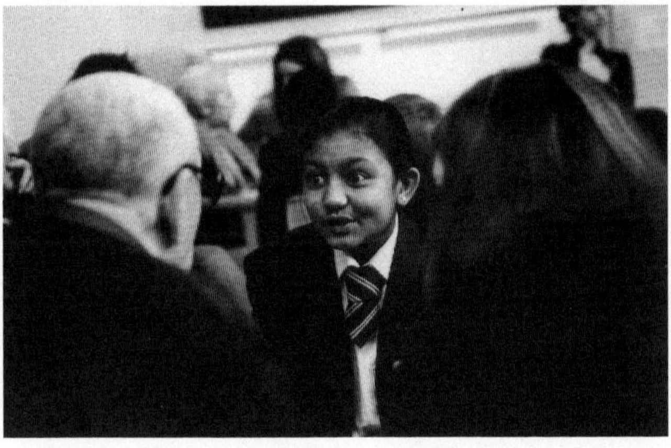

Sein jüngster Partner scheint durch seine Zuhörerschaft sehr ermuntert, und er kann in der kleinen Gruppe offen und proaktiv sein. Paradoxerweise bekommt Sam sehr positive Aufmerksamkeit als Antwort für seine eigene Aufmerksamkeit.

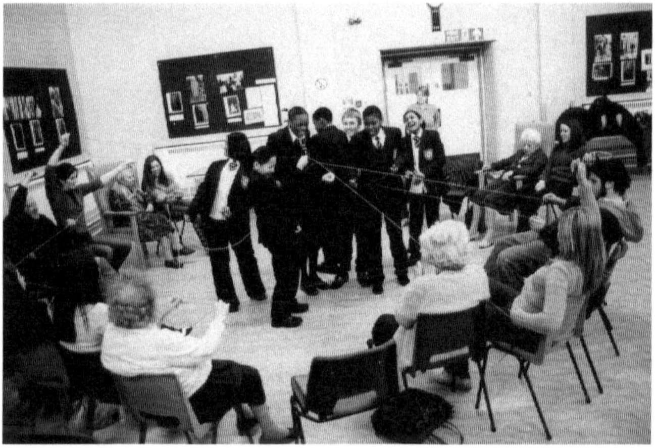

Nach einer Übung, bei der die älteren Erwachsenen von den jüngsten Teilnehmern interviewt wurden, fing die Gruppe an, sichtbare Verbindungen zu Dingen zu schaffen, die allen gemeinsam waren. Etliche Wollknäule wurden in der Gruppe hin- und hergeworfen und ergaben ein Netz aus Beziehungen. Als wir dazu einluden, die Dinge, die die Leute übereinander gelernt hatten, zu kommentieren, rief eine der jungen Personen aus: „Ich wusste gar nicht, dass alte Leute noch nach etwas Streben!“ Die älteren Erwachsenen im Raum fühlten sich durch diese Entdeckung geschmeichelt.

In einer anderen Übung (dazu gibt es kein Bild) beschrieben ältere und jüngere Partner Qualitäten, die sie bei sich selbst schätzten, und erfanden kleine Spielszenen, in denen es darum ging, Charaktere einzuführen, die die Qualitäten des anderen verkörperten. „Ruth“ und „Danny“ entdeckten ihre Liebe zu Gott als Gemeinsamkeit. Obwohl Ruth jüdisch und Danny christlich war, freuten sie sich an der Fähigkeit des jeweils anderen, und sie waren in der Lage, eine Szene zu entwickeln, in der diese Qualität gefeiert wurde.

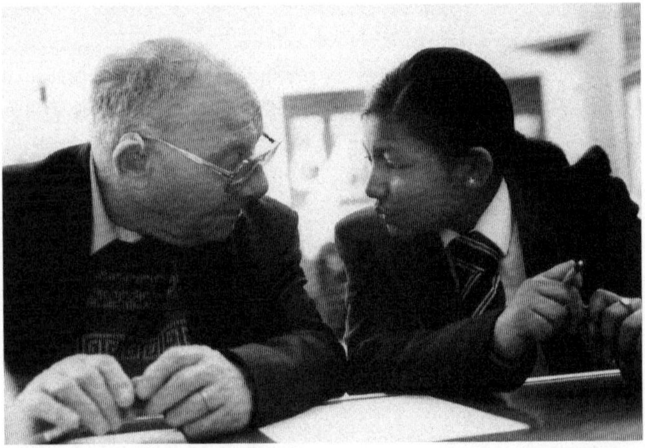

Hier sieht man, wie die zwölfjährige „Shaheda“ mit ihrem älteren Partner „Abe“ zusammenarbeitet. Innerhalb einer größeren Gruppe von Teilnehmern, die ihre Lebenserfahrungen diskutieren und zusammen aufschreiben, notieren sie ihre Beobachtungen und Einfälle. Begonnen haben sie mit einem Aufwärmspiel „Pass the squeeze“ und arbeiteten dann an der Idee, wie sie den Satz „Wenn ich die Welt regieren würde …“ enden lassen würden.

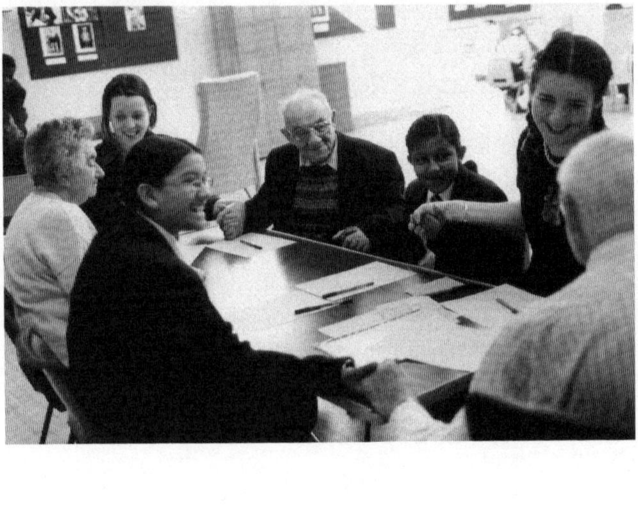

„Abe“ sagt, er würde, wenn er die Welt regierte, „abdanken, alles Geld verschenken und mit einem Boot davon segeln“. Er wollte diesen Job nicht! „Victor“ sagte, er würde eine Welt schaffen, in der sich niemand mehr schämen müsste und in der alle einander respektieren würden. Beide Männer haben auf ihre Art eine Verbindung zu Korruption, Unterdrückung und Macht hergestellt. Diese kleine Gruppe fing an zu realisieren, dass ihre Interaktionen und die Art, wie sie miteinander umgingen, im Kontrast zu den Bildern des Krieges und der Darstellung des Konfliktes in den Medien standen. Andere Teilnehmer, die ihre Statements später in der Sitzung machten, fühlten, wie nah sich die Menschen in dem Raum, unabhängig von Unterschieden in Religion und Hautfarbe waren.

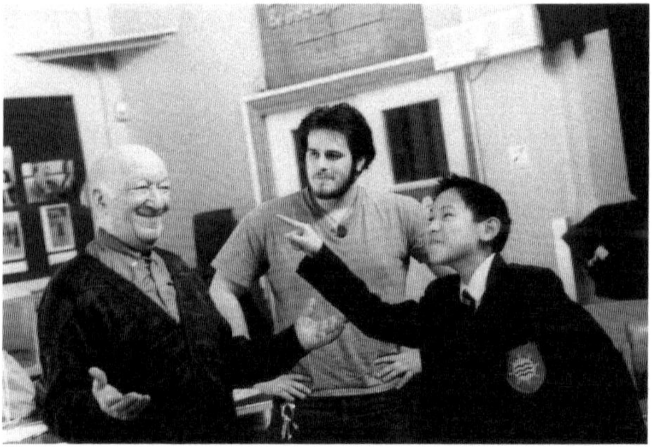

Während einige Teilnehmer mehr mit dem gesprochenen Wort arbeiteten, hatten andere mehr Spaß daran, körperlich zu agieren. Hier sind (von links nach rechts) „Harry“, “Jeff“ und „Andrew“ zu sehen, wie sie eine Geschichte von Andrew spielen, der in der Schule tyrannisiert wurde. In der Szene spielt Harry „Andrew als Opfer“, Andrew spielt den Jungen, der ihn gequält hat und Jeff spielt den Handlanger des Quälgeistes. Auch hier befasst sich die Gruppe mit dem Themenkomplex Unterdrückung. Interessanterweise wirkt Harry, der ältere Teilnehmer, animierter und engagierter, als wir ihn vorher erlebt haben. Und diese drei Männer aus verschiedenen Generationen genießen es eindeutig, dieses Bild vor einem Publikum zu zeigen.

Harrys lebendiges Porträt des „Opfers“ während der Performance machte die Mitarbeiter darauf aufmerksam, dass Harry als Besucher einer Tageseinrichtung für Lernbehinderte möglicherweise unterschätzt und unterfordert wurde. Auch Harrys Peergruppe sieht ihn jetzt mit anderen Augen. Plötzlich ist er tüchtig, interaktiv und glücklich! Das Schauspiel hat eine Erfahrung in der Gegenwart ermöglicht. Aber das Geschehen hat auch einen Einfluss auf die Zukunft und zwar für beide Seiten: für Harry und für die, die ihn aus der Einrichtung kennen.

Dasselbe gilt für Andrew, dessen Vergangenheit im gegenwärtigen Rahmen freundschaftlicher Akzeptanz nachgespielt wurde. Dies wird seine Erfahrung, in der Schule tyrannisiert worden zu sein, zwar nicht aufgehoben haben, aber es gab einen Weg für ihn, sein Erlebnis in der vertrauensvollen Zusammenarbeit des Projektes zu teilen. Die anderen Teilnehmer haben ihrerseits seine Erfahrung bestärkt, indem sie ihn dabei unterstützten, diese mit einem Publikum zu kommunizieren.

Die Gruppe hat sieben Mal intergenerativ zusammengearbeitet, bevor sie ein Publikum eingeladen und einige ausgewählte Szenen, Lieder und Gedichte aus der gemeinsamen Zeit gezeigt hat. Die Werkstattaufführung schloss auch interaktive Elemente und einige Improvisationen ein. All dies konnte in so kurzer Zeit entstehen, weil die Gruppe in der Lage war, ihre Fähigkeiten zu erweitern: beim Zuhören und Reden, Beobachten und Beobachtetwerden und beim Nutzen einfacher interaktiver Strukturen, die sie unterstützten, von einem Moment zum anderen mit neuen und unterschiedlichen Menschen zu leben.

Die Aufführung sprach die Konflikte der Welt nicht explizit an. Dennoch waren sie implizit präsent sowohl in der Gruppe der Spieler als auch bei den zuschauenden Freunden, den Kollegen und den Familien, die ihnen zusahen. Dabei vermittelte sich der Eindruck, dass die unterschiedlichen Gruppen von Menschen, die im Alltag nebeneinander arbeiteten und lebten, viele Dinge gemeinsam haben und dass es viele Gründe gibt, sich ihrer Gesellschaft zu erfreuen.

Als wir fragten, welche Ratschläge die jungen Leute aus dem Projekt zukünftigen Studenten für die Teilnahme an intergenerativen Kunstprojekten geben würden, haben sie Folgendes geschrieben:

Liebe zukünftige Studenten,

Seid nicht schüchtern,
Springt mit beiden Füßen
Seid auf eine Menge Spaß eingestellt
Das Beste soll noch kommen
Alter ist kein Thema
Hört einander zu
Habt keine Angst vor älteren Menschen
Sie mögen dieselben Sachen
Arbeiten mit alten Menschen bedeutet eine Menge Spaß
Es ist o. k., Angst zu haben, und ihr werdet überrascht sein,
wer noch alles Angst hat
Seid zuversichtlich und fangt immer mit einem Lächeln an
Courage kommt aus heiterem Himmel!

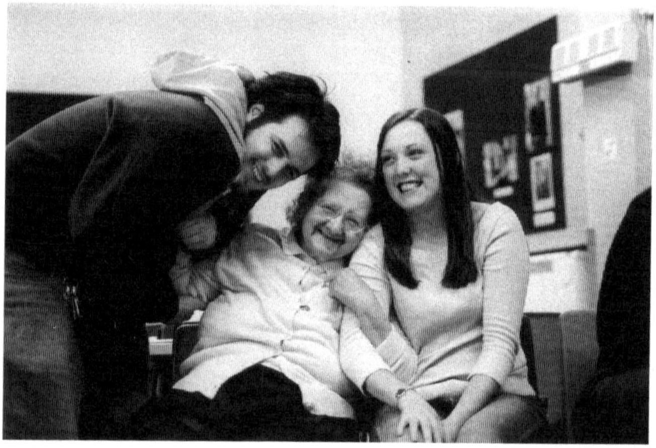

Pam Schweitzer

„Remembering Yesterday, Caring Today". Erinnerungspflege mit demenziell Erkrankten und ihren Angehörigen – Bericht über einen europaweiten Modellversuch[1]

Diesem Text liegt der Tonbandmitschnitt eines frei gehaltenen Vortrages zugrunde, der sich in der Lebendigkeit, der Stärke und Souveränität, mit der Pam Schweitzer berichtete, mit der sie schauspielerisch verdeutlichte und aus langjähriger Erfahrung assoziationsreich schöpfte, nicht vortragsnah übersetzen ließ. Der folgende Text ist daher der Versuch einer teils zusammenfassenden, teils detailgenau wiedergebenden „Nacherzählung".

Zum Modellversuch

Der hier beschriebene, von der Londoner Organisation „Age Exchange" durchgeführte Modellversuch wurde in verschiedenen europäischen Ländern durchgeführt und richtete sich an alte, an Demenz erkrankte Menschen und ihre Angehörigen.

In der ersten Phase des Projektes ging es darum, mit den Familien in Kontakt zu kommen, sie zu Hause zu besuchen, ihnen das Vorhaben zu vermitteln und sich ihrer Mitwirkung zu versichern. Dann gab es in 18 Wochen 18 Treffen. Bei allen Unterschieden in den teilnehmenden Ländern und Gruppen kristallisierte sich bei allen Teilnehmenden heraus, dass die gemeinsamen Treffen von Angehörigen und Menschen mit Demenz wichtiger waren als die Treffen, bei denen sich Angehörige unter sich und Demenzkranke unter sich trafen. Solche Treffen waren anfangs zwischen den „gemischten" Treffen geplant und wurden zum Teil auch durchgeführt. Nachdem die Angehörigen einen Eindruck bekommen hatten, was Erinnerungspflege ist und sie auch eigene Erinnerungen zulassen und sich selbst erinnern konnten, fanden

[1] Übersetzung/Bearbeitung: Barbara Narr.

die Treffen fast nur noch gemeinsam statt. Wichtige Hilfsmittel der Erinnerungspflege waren dabei die sogenannten „Trigger“. Trigger sind zeittypische Gegenstände mit einem hohen Anmutungswert, die oft Erinnerungen und mit Erinnerungen verbundene Handlungen auslösen können.

Ziel des Projektes war es mit Blick auf die Angehörigen weniger, Informationen zum Krankheitsverlauf und dergleichen zu geben oder einen Ort zu schaffen, an dem sich Betroffene austauschen konnten. Ziel war es vielmehr, die Isolation, in der viele Angehörige leben, zu durchbrechen. Ein sehr stark vergrößertes Foto einer alten Dame regte diese beispielsweise zu neuer, intensiver Betrachtung an. Ihre Schilderung der hübschen Beine, die dort zu sehen waren und die sie vorher nicht mehr erkennen konnte, ihr Amüsement darüber und die Genauigkeit der momenthaft wieder verfügbaren Erinnerung wurden für die Angehörigen zu einem nicht mehr für möglich gehaltenen Erlebnis. Das Erleben versunkener Erinnerungen kann für die Angehörigen sowohl beglückend als auch befremdend sein. Angehörige äußerten sich im Verlauf des Projektes geradezu erstaunt darüber, dass ihre Mutter oder ihr Vater bei völlig fremden Mitarbeitern/-innen des Projektes oder bei anderen Angehörigen Dinge äußerten, die sie bei ihnen schon lange nicht mehr geäußert hatten. So ist es für eine Teilnehmerin sehr schwer, die Erinnerungen ihres Mannes zu ertragen, in denen er ausschließlich das Zusammenleben mit seiner ersten Frau schildert, während ihre eigene Zeit mit ihm – fast – nicht mehr präsent ist. Dennoch ermöglicht die Teilnahme von mitarbeitenden Angehörigen ein ungewöhnliches Verhältnis von Freiwilligen und Hochbetagten und damit eine Form der Geselligkeit, die für alle bereichernd ist. Die Nähe im Zusammenleben, die in der häuslichen Pflege oft kaum noch als vergnüglich erlebt wird, sondern zur belastenden Enge, zum „häuslichen Gefängnis“ werden kann, ist dank des größeren Kontextes und der guten Vorbereitung der Treffen von vielen Teilnehmern wieder als erfrischende, erholsame, neu erfahrbare Gemeinsamkeit erlebbar.

Gemeinsames Feiern, Freude, Bewegung, Gesang, stimulierende Tätigkeiten und das Aushaltenkönnen unerwarteter Situationen werden spürbar, wenn Pam Schweitzer mit Wort, Bild und schauspielerischer Präsenz schildert, wie ein alter Herr und ein jüngerer Freiwilliger (Alex Schweitzer, Pam Schweitzers Mann) die gemeinsame Leidenschaft des Motorradfahrens zelebrieren, indem sie mit Maschinenteilen hantieren. Fast riecht man das Motoröl, mit dem die beiden hantieren, spürt die dichte Sinnlichkeit schmutzveschmierter Hände, wenn Pam Schweitzer kommentierend ausruft: „Es war grauenvoll anzusehen, aber die beiden waren glücklich!"

Bei einem anderen Treffen demonstriert ein alter Herr, der als Soldat in Burma gewesen ist, wie er einst gelernt hat, ein Buschmesser zu gebrauchen. Dabei ist der leichte Schauder zu spüren, mit dem das Publikum seine Darbietungen verfolgt, der Schauder, mit dem der rasche, kräftige Schwung des noch immer scharfen Messers verfolgt wird, das Zittern, ob der Herr das, was er da tut, beherrscht und gleichzeitig die Freude zu sehen, wie da ein Mensch, der beinahe erstarrt schien, über den wohlvertrauten Gegenstand einstige Kompetenz und mit der Kompetenz Lebensmut und Lebendigkeit wiedergewinnt. Schmieröl, Buschmesser und Gesang. Eine alte Dame bekommt Noten in die Hand gedrückt. Sie meint, sich nicht erinnern zu können. Doch dann spielt sie eine Note nach der anderen, Pam Schweitzer fällt begleitend in den Gesang ein und beide vereinen sich im Duett.

Wichtig ist dabei, dass die Trigger hier nicht nur als „offener Versuch" mitgebracht werden, also die Mitnahme eines generationstypischen Objektes, das mit großer Wahrscheinlichkeit Erinnerungen auslösen kann, sondern dass viele Angebote vorher recherchiert worden sind. Viele Situationen werden ganz gezielt für einzelne Menschen geschaffen. Es ist die Schreibmaschine, die der ehemaligen Sekretärin angeboten wird, und die Szene, bei der eine Hochzeit improvisierend nachgespielt wird, entwickelt sich eben aus dem originalen Hochzeitsfoto einer Teilnehmerin. Die Intensität der gespielten Hochzeit zeigt dann, wie stark die Zeit wieder erlebt wurde, in der die Beteiligten wahrscheinlich die größte Nähe und Liebe zueinander empfunden haben, was immer hinterher auch passiert sein mag.

Doch auch allgemeingültige, sinnliche Erfahrungen werden angeboten: Alle Teilnehmer dürfen beispielsweise ordentlich in Matsch greifen, die Grenzen des Alltages werden verschoben. Dabei ist es wichtig, dass die Angehörigen wie die Freiwilligen selbst neugierig sind. Sie müssen selbst Fragende sein, sich selbst ihrer Erinnerungen bewusst werden. Auch sie müssen in dem Projekt als Personen gewürdigt werden. Nur wenn auch sie auf den Reichtum ihrer Erinnerungen zurückgreifen können, wird es möglich, dass sie ihren Angehörigen (oder anderen demenzkranken Mitgliedern der Gruppe) den Genuss erlebter Lebensvielfalt nahebringen können.

Zeichnen, Malen, Pantomime, Gesang, Rollenspiel und Tanz – es gibt eine Fülle von Möglichkeiten, mit denen man arbeiten kann. Immer wieder erwiesen sich in den Projekten die „Eins-zu-eins-Beziehungen“ sowie eine gleichberechtigte Form des Umganges als wichtige Grundvoraussetzung für die gelungene Erinnerungsarbeit. Bei Gesprächen gilt es, keine direkten Fragen zu stellen und alle W-Fragen zu meiden!

Die Kunst besteht darin, Gespräche indirekt auf den Weg zu bringen, sich selbst zu wundern, dem Fluss der Geschehnisse zu folgen. Dann kann aus dem Hantieren mit Gegenständen, aus der Musik, der Improvisation schnell eine Bewegung entstehen und die Bewegung in ein szenisches Setting übergehen. Dabei ist es immer wichtig, dass die Partner sich voll auf die Demenzerkrankten einlassen, sie anfeuern. Bei einem Herrn (eben jenem, der seine zweite Frau aus seiner Erinnerung ausschloss, und diese darunter litt, so wenig über sein früheres Leben zu wissen) wurde dies fast zum Problem: Er sang voller Begeisterung, sein Selbstbewusstsein stieg sichtbar, und dann drehte er eine Runde im Raum und begann alle Anwesenden zu küssen. Immer wieder stand er auf und wollte wissen, ob er wieder singen könne. Und nach dem Singen ließ er sich küssen und setzte sich wieder …

Erinnerungsarbeit macht lebendig. Es wird wieder gelacht, und über den Austausch von Erinnerungen mit Menschen der gleichen Generation entsteht ein Gefühl der Gemeinsamkeit. Gemeinsamkeit, Freundschaft, darum geht es. Je älter man wird, desto schwieriger ist es erfahrungsgemäß, Freundschaften zu schließen. Das betrifft die Pflegenden wie die Kranken. Faszinierend war nun, dass sich in dem Projekt feststellen ließ, dass das „totgesagte“ Kurzzeitgedächtnis durchaus noch funktionierte. Die Menschen konnten sich selbst über Zeiträume von 14 Tagen oder vier Wochen sehr wohl noch an die anderen Teilnehmenden erinnern!

Nach 50 Jahren Ehe lassen sich die Beziehungs- und Kommunikationsmuster nicht grundlegend verändern. Wenn der Partner unverständlich wird, sich völlig verändert, gibt es Grenzen im Zusammenleben. Aber man kann wieder Kraft schöpfen, kann von anderen lernen. Lernen – nicht durch Theorie, Lernen durch Anschauung. Von anderen Angehörigen lernen, sie als Modell nehmen oder bei einem anderen an Demenz erkrankten Menschen mit einer Freiheit umgehen können, die einem beim eigenen Vater, der eigenen Mutter nicht möglich wäre. Erleben können, dass Verhaltensweisen der eigenen Angehörigen, die man selbst als unerträglich empfindet, für andere weitaus weniger schlimm oder sogar erheiternd sein können – für all diese Dinge ist das Gruppensetting überaus wichtig. Die Gruppe kann ein sicheres soziales Umfeld bilden, einen Raum, in dem die Kranken akzeptiert werden.

Am Ende des Projektes gab es eine Auswertungsrunde. Obwohl 45 Menschen in einem Raum gewesen waren, hatte das Projekt funktioniert. Die Gruppen funktionierten trotz ihrer Größe, weil das Verhältnis ausgewogen war. Da saßen nicht ein Gruppenleiter und 45 Demenzerkrankte, sondern jeder Demenzerkrankte hatte eine orientierte Beziehungsperson. Emotionen und Bindungen ließen sich stärken. Bei der abschließenden Befragung fasste ein alter Herr sein Erleben wie folgt zusammen:

> „Wenn wir jetzt zum Ende dieser wöchentlichen Erinnerungstreffen kommen, möchte ich euch sagen, wie sehr es mir gefallen hat, euch alle zu treffen, ich möchte euch für eure Freundschaft danken, Ich meine alle von euch, Helfer genauso. Zuerst war ich scheu, mich mit Fremden zu treffen, und ich wollte nicht wirklich kommen, aber schon nach der ersten Woche, habe ich mich auf den nächsten Dienstag gefreut, da ich mich herzlich willkommen fühlte und wir offen über unsere Erfahrungen sprechen konnten. Wir haben gelacht, wir haben über alte Filme gesprochen und Lieder gesungen aus früheren Tagen. Diese Wochen haben mich aus mir selbst herausgebracht, und ich danke euch allen noch mal. Es war großartig!"

Jens Clausen

Aus der Praxis, Theaterstücke selbst zu erfinden. Zwischen Anfang und Aufführung

Neulich sah ich den sehr empfehlenswerten schwedischen Film „Wie im Himmel". In der Geschichte des Films kehrt ein berühmter Dirigent in sein schwedisches Heimatdorf auf dem platten Land zurück und übernimmt dort die Leitung des kleinen Laienkirchenchores. Ein Bild aus diesem Film schien mir für mein Vorhaben besonders schlüssig: Der Hauptdarsteller saß in seinem Häuschen am Klavier und hatte anstatt der Noten alle seine Sänger und Sängerinnen auf Polaroidfotos vor sich stehen. Er komponierte und arrangierte die Musik im Hinblick auf jedes einzelne Chormitglied, seine Stimmlage, sein stimmliches Volumen, sein persönliches Thema etc. Unsere Arbeitsweise, Szenen und Theater mit den Darstellern zusammen zu entwickeln, ähnelt diesem Bild. Auch wir entwickeln Rollen Szenen und Stücke und arrangieren diese im besonderen Hinblick auf die Personen und Persönlichkeiten, mit denen wir arbeiten. Selbst wenn das Meiste in der Probe entsteht, besteht unsere professionelle Herausforderung darin, aus unserer Kenntnis von der Geschichte und den Geschichten der Teilnehmer, ihren Fähigkeiten und Stärken, ihren Wünschen und Vorstellungen und der Kenntnis des Themas (Hintergründe), der Rahmenbedingungen (Zeit, Ort, Rahmen, Bühne, Publikum etc.) und der Kenntnis der Verfahren (Übungen, Probentechniken, Probenphasen, Dramaturgie, Inszenieren etc.) das „Passende" zu arrangieren und zu komponieren.

Ganz schön komplex

Stücke zu erfinden, ist also ein Prozess, dessen Ergebnis ironischerweise auch alle erkannten Umwege und Irrwege der Entwicklungsphasen widerspiegelt. Allerdings gibt es Erfahrungen aus der Praxis, die ich Ihnen aufzeigen möchte: Dazu muss ich meine Erfahrungen etwas verallgemeinern, tue dies aber im vollen Bewusstsein der Grenzen meines Vorhabens. Um eine Figur, eine Szene oder ein Stück zu entwickeln, gibt es aus meiner Sicht zwei Hauptwege.

1. Von innen nach außen

Ein Weg ist der, Themen, Spielanlässe und Spielvorgaben nach den Erfahrungen der Personen zu richten, die die Szene spielen sollen. Am einfachsten sind Ansatzpunkte wie Verwandtschaftsverhältnisse (Oma und Enkel). „Familiäre Bande“ kennt jeder, und es entsteht sofort so etwas wie eine Verbindung zwischen den Spielern.

Beispiel: Laube, Liebe, List – Theatergruppe Ikarus

Spielvorgabe: Großmutter und Enkel – Großmutter hat Geburtstag und der Enkel, der in ihrer Laube vorbeischaut, hat das Datum völlig vergessen.

In der ersten Improvisation brilliert die Darstellerin der Großmutter mit einer Mischung aus Schmollen und Beleidigtsein. Ihr junger Mitspieler muss Rechtfertigungen finden, warum er Großmutters Geburtstag vergessen hat. Er improvisiert, dass er einen wichtigen Termin und darum keine Zeit für Großmutter habe. Er möchte sich endlich zum Bodybuilding-Training anmelden. Die Spielidee „Bodybuilding“ kommt dabei vom Spieler selbst. In der Auswertung erfuhren wir, dass der Spieler sich privat schon einmal mit Bodybuilding beschäftigt hatte. Wir versuchen in den Proben, mehr Material für seine Figur zu entwickeln: Je mehr er beschäftigt ist und dabei Großmutters Geburtstag vergisst, desto besser kann Großmutter beleidigt sein. Daher nutzen wir sein Wissen über Bodybuilding, um die Szene auszubauen. Er soll seine Fachzeitschriften bei Großmutter lagern und diese suchen. Er muss seine Muskel-Aufbau-Präperate schlucken etc. Die Darstellerin der Großmutter blieb aber – nach unserer Ansicht – ihrem Enkel gegenüber noch zu freundlich, sie – die Darstellerin, nicht die Rollenfigur – wollte ihm nicht wirklich böse sein. Wir versuchten ihr in den Proben deutlich zu machen, dass wenn sie nicht wirklich wütend wird, ihr Enkel nicht sie – nachdem er seinen Irrtum erkennt – trösten kann. Die Spielerin war gefordert, im Vertrauen auf das Zusammenspiel (das szenische Verwandtschaftsverhältnis führt auch neben der Bühne zu Vertrauen und Nähe) wirklich wütend zu sein. In einer weiteren Improvisation antwortet sie ihrem Enkel, der behauptet, er hätte das Datum vergessen, weil er es sich nicht in seinen Kalender geschrieben hatte:„Dann hättest du dir das (Datum meines Geburtstages) mal vor deine Augen dahin (auf den Bizeps) geschrieben, da schaust du doch immer hin!“ Dieser Satz spiegelt den Wortwitz der Spielerin wider und blieb ein zentraler Satz in dieser Szene.

Man kann das Hintergrundwissen aus biografischen Erzählungen oder Gesprächen auch verwenden, um aus diesem Wissen Spielvorgaben zu schaffen. Wenn jemand ein Pferdenarr ist, könnte seine Figur eine ähnliche Eigenschaft besitzen oder etwas über Pferde einer anderen Figur erklären müssen. Biografische Erzählungen lassen sich auch zur Gestaltung einer Szene nutzen. Dabei kann die Anekdote selbst die Handlung der Szene werden oder die biografische Erzählung dient dem Hintergrundwissen der Figur oder Szene.

Beispiel: Biografische Anekdote – 100 Jahre Ikarus

Eine Teilnehmerin erzählt, sie wäre in den zwanziger Jahren noch mit Pferd und Kutsche ihres Großvaters sonntags ins Grüne am Stadtrand von Berlin gefahren. Das Pferd des Großvaters war ein ehemaliges Zirkuspferd, das eine kleine Macke hatte: Es konnte nichts an sich vorbeilassen. Das führte in einer Straße, in der „eine Elektrische“ (Tram) fuhr, dazu, dass das Pferd anfing zu galoppieren, um nicht von der Straßenbahn überholt zu werden. Die Erzählerin liebte das starke Schaukeln der Kutsche, denn sie durfte vorne auf dem Bock sitzen. Ihren Eltern im Fond der Kutsche wurde dabei regelmäßig schlecht.

Solch eine biografische Erzählung ist eine wahre Goldgrube: Die Handlung ist schon in der Erzählung dramatisch, und sie bietet für viele Darsteller Rollen. Man kann sie ohne größere Veränderungen direkt in eine Szene verwandeln.

Um die Erzählerin – und damit auch die Authentizität – für das Publikum sichtbar zu machen, entschieden wir uns, die Szene durch die Erzählerin starten zu lassen. Sie begann ihre Erinnerung zu schildern. Während sie erzählte, wurde die Szene vor den Augen des Publikum aufgebaut: Aus Stühlen entstand die Kutsche, auch das Pferde wurde gespielt. Man sah den Großvater und die Enkelin (die die Erzählerin in ihrer Jugend darstellte); die Eltern stiegen ein. Mit dem Auftauchen der Straßenbahn (einer simplen Pappkartonkonstruktion) wechselte die Szene von der Erzählung in Dialoge: Die Fahrgäste der Straßenbahn kommentierten den Galopp des Kutschpferdes. Die Enkelin und der Großvater jauchzten vor Freude über die Geschwindigkeit, und Mutter musste am Ende der rasenden Fahrt, die das Pferd – wie ein guter Sportler – als seinen Sieg feierte, kotzen.

Ein Vorteil von Szenen, die auf biografischem Material eines Darstellers oder eines Mitspielers basieren, besteht darin, dass in der Regel neben der biografischen Erfahrung gleichzeitig eine Fülle von Hintergründen und „Fachwissen“ zur Verfügung steht, die nicht mehr extra entwickelt werden muss. Durch Empathie und Nachfrage lässt sich leicht ein authentisches Spiel aller Beteiligten erzielen.

2. Von außen nach innen

Der andere Weg ist, Vorgaben zu machen, die auf den ersten Blick nichts mit dem Spieler zu tun haben („Du bist der Königssohn, dir begegnet der Geist deines toten Vaters!“). Dabei wartet man ab, inwieweit die Darsteller in diese Hülle ihre eigenen Erfahrungen und Gedanken einbringen. Es kann auch reichen, eine Überschrift zu einer Szene zu geben, die die Darsteller dann selbst entwickeln sollen. In der Probenarbeit gilt es dann, die Eigenwilligkeiten, das Besondere der Darsteller herauszuarbeiten und zu nutzen.

Inspiration

Eine wichtige Grundlage, um auf beiden Wegen zu guten Szenen zu gelangen, sind natürlich Vorgaben für die Spieler, die diese inspirieren können bzw. die ihnen helfen, eine Szene zu entwickeln. Dazu sollte man im Vorfeld darüber nachdenken, ob und zu welchen Handlungen die Vorgaben führen können. Da Theateranfänger jeglichen Alters dazu neigen, Konflikte zu vermeiden und in der Rollenfigur (wie in der Alltagspersönlichkeit) möglichst „stabil“ zu bleiben (ein Held verliert nie oder vermeidet den Kampf oder gewinnt immer), können ihnen Vorgaben mit innewohnenden Konflikten helfen, eine Handlung zu erfinden.

Wie offen sollen Vorgaben sein?

Meiner Erfahrung nach gibt es keinen Unterschied, ob viele oder wenige, ob genaue oder offene Vorgaben zur Entwicklung von Szenen besser geeignet sind. Kreativität kann aus beiden Strategien entstehen. Allerdings kann ich bestätigen, dass bestimmte Altersgruppen leichter und lieber mit offenen Angeboten umgehen bzw. umgehen können (meist dann, wenn „Selbstsuche" in der Lebensphase angesagt ist – früher oder später). Allerdings kann man mit genauen und strengen Vorgaben genauso gute und überraschend kreative Ergebnisse erhalten.

Weiterentwickeln des Materials

Aus dem gewonnenen szenischen Material (Geschichten, Figuren, Konflikte, Handlungen) kann dann das „Stück" entwickelt werden. Dabei ist es nach meiner Erfahrung wichtig zu wissen, dass sich durch die Bearbeitung von szenischen Elementen (Figur, Geschichte, Text), deren Autor ein Spieler war, diese Elemente von den „wahren" Erinnerungen und Vorstellungen des Autorenspielers entfernen. Mitunter kann es für solche „Autorenspieler" ein schmerzlicher Prozess sein, sich von seinen ursprünglichen Ideen und Erfahrungen zu verabschieden, um etwas Neues aus ihnen entstehen zu lassen. Insbesondere bei der Verarbeitung von biografischen Erfahrungen muss man aufmerksam sein, wie der (Autoren-)Spieler reagiert. Manchmal hilft es, den Protagonisten der Erinnerung nicht zur Hauptfigur der Szene zu machen, manchmal sollte man ihn auch ganz aus der Szene nehmen (wenn das notwendig ist, signalisieren dies die Spieler meist selbst). Eventuell muss man eine Szene weiter verändern oder ganz streichen. Sehr oft aber entsteht in der szenischen Arbeit oder durch dramaturgische oder inszenatorische Veränderungen gegenüber der wirklichen Begebenheit etwas sehr Authentisches und Neues, mit dem sich der Urheber-Schauspieler wohlfühlt und das das Publikum beeindruckt.

Beispiel: Klassenziele – Theater der Erfahrungen

In diesem Beispiel war der Ausgangspunkt der Theaterarbeit, explizit an Erinnerungen aus dem Alltagsleben der DDR zu arbeiten. Eine Darstellerin bot aus ihrer eigenen Biografie ein zentrales Ereignis an: Ihr wurde ihre Stelle als Fremdenführerin in Ostberlin („Stadtbilderklärerin" wie es damals hieß) wegen „Westkontakten" gekündigt. Es war klar, dass dieser Rausschmiss durch Denunziation entstanden war und zu Unrecht geschah. Besonders hart traf diese Frau zusätzlich, wie gering die Bereitschaft anderer Kollegen trotz vorheriger sehr guter, persönlicher Beziehungen war, gegen dieses offensichtliche Unrecht vorzugehen. Sie war zunächst einverstanden, als wir sie fragten, ob wir ihre Geschichte in einer Rolle verwenden könnten. In der Konstruktion des Stückes, das in der Jetztzeit spielte, sollte ihre Figur auf ihren geschiedenen Ex-Mann treffen, dem sie nachträglich seine Passivität vorwarf. Er rechtfertigt sein Verhalten mit den damaligen politischen Bedingungen. In der Szene wird ihre Figur rehabilitiert und erscheint als moralischer Sieger. Der Darstellerin war es unangenehm, dass ihr szenischer Gegenspieler der Mann ihrer Figur sein sollte – der reale damalige Ehemann habe sie damals unterstützt. Sie befürchtete, dass die Zuschauer trotz der Theaterrollen annehmen könnten, ihr Mann habe sich schlecht verhalten oder sie wolle ihren verstorbenen Ehemann schlecht machen.

Wir veränderten daraufhin die Rolle des Gegenspielers in einen guten Freund, und damit war sie einverstanden. Dennoch blieb diese Szene nahe an der Spielerin. Auch weiterhin konnte sie in dieser Szene nur schwer zwischen sich und der Rollenfigur unterscheiden. Ihr war der Unterschied zwischen ihr und der Figur klar. Aber das Unrecht, über das gesprochen wurde, blieb *ihr* Unrecht. Mir war es sehr wichtig, dass es einen authentischen Hintergrund für diese Szene gab, denn wir bewegten uns mit den Aufführungen im schwierigen deutsch-deutschen Umfeld bzw. der Nach-Wende-Wirklichkeit. Mit der steigenden Anzahl der Aufführungen gewann die Spielerin an Selbstbewusstsein, denn sie konnte indirekt Öffentlichkeit für erlittenes Unrecht gewinnen. Ihr (persönlicher) Gewinn waren die Reaktionen der Publikums. Dennoch blieb sie bei einer der Aufführungen plötzlich völlig hängen, als sie erkannte, dass Personen von damals im Publikum saßen.

„Theater muss wie Fußball sein“?

Die Verantwortung des Spielleiters ist es, mit allen ihm zur Verfügung stehenden Mitteln dafür zu sorgen, dass das Publikum ohne „sozialpädagogisches Mitleid“ (Ausnahmen sind für mich Theaterprojekte, die ausschließlich für direkte Verwandte produziert werden) unterhalten wird. Wobei „unterhalten“ nicht „eingängige Inhalte“ meint, sondern ein ganz normales „Interesse“ der Zuschauenden am Gezeigten umschreibt, das nicht unter- oder überfordert werden sollte. Um an dieser Stelle nicht falsch verstanden zu werden, meine ich damit aber nicht, dass nur „jahrelanges“ Training dazu befähigen würde, überzeugend auf der Bühne zu stehen. Inhalte, Geschichten und passende darstellerische Mittel lassen sich für jeden Menschen finden, um am Ende Zuschauer zu unterhalten.

„Theaterstücke erzählen Geschichten“?

Insbesondere bei der Entwicklung von Szenen und Handlung gilt es aus meiner Sicht darauf zu achten, dass Atmosphäre und Handlung im Gleichgewicht sind. Szenen sollten danach untersucht werden, ob sich etwas verändert hat (sei es zwischen den Figuren, sei es in der Figur selbst, oder an den äußeren Bedingungen), welche Informationen für den Zuschauer hinzukommen und welche für den Handlungsverlauf notwendig sind. Gemeinhin könnte man das im Hinblick auf das Theaterstück auch als Spannung (Neugier des Zuschauers, wie es weitergeht) bezeichnen oder als einfaches Story-telling, dessen simpelste Form die Pointe darstellt. Meine Vorstellung von Theater orientiert sich am Volkstheatergedanken, allerdings nicht im Sinne einer altbackenen Traditionspflege, sondern im positiven Sinne: Was man zeigt, sollte das Publikum verstehen können. Es sollte das Publikum erreichen, mit dessen Erfahrungen zu tun haben und es unterhalten.

Stück und Wirklichkeit

Es kann auch wichtig sein, über den Rahmen nachzudenken. Theater hat mit Wirklichkeit zu tun. Viele berühmte Theatermacher haben dabei grundlegende Haltungen entwickelt. In vielen Köpfen (auch denen der Laienspieler) verbreitet, ist Theater eine Verdopplung der Wirklichkeit. Viele Menschen verstehen darunter ein naturalistisches Ideal und Alltagsverhalten auf der Bühne. Das ist für unser Vorhaben ein richtiger und wichtiger Impuls. Darüber hinaus ist es aber auch in der Arbeit mit nicht professionellen Spielern sehr reizvoll, im Stück gleichzeitig den Theaterprozess offenzulegen (Theater ist ein Spiel, ein Bus kann ein Pappkarton sein, wenn alle – auch das Publikum – mitspielen etc.). Auf jeden Fall sollte man bei der Konzeption überlegen, welche Verbindung zwischen den Darstellern und dem Darzustellenden besteht (wer spielt was, wo und warum?). Zu diesen Fragen lässt sich die dramatische Konstruktion vielfältig nutzen: Gibt es beispielsweise eine Erzählerin, die den Szenen einen persönlichen und authentischen Rahmen gibt oder kommentiert die Erzählung die Szenen? Spielt das Stück im/am Aufführungsort, nutzt es etwa besondere Bedingungen des Raumes (außerhalb der Illusion), oder ist der Raum gleich dem Ort der Geschichte? Beides könnte das Theaterstück näher an die Zuschauer bringen und somit die Illusion näher an die Wirklichkeit von Spielenden und Zuschauenden. Hat man thematische Vorgaben, so kann man sich fragen: Worin liegt die Verbindung der Darsteller zum Thema des Stückes? Daraus könnte sich ein anderer Zugang oder eine größere Freiheit in der szenischen Gestaltung entwickeln, der die Fähigkeiten der Darstellenden besser aufnimmt.

Beispiel: Jung/Alt – Theaterwoche Evangelische Akademie Meißen

Zu diesen Theaterwochen melden sich Menschen zwischen 16 und 70 an. Am Ende der Woche soll ein Ergebnis gezeigt werden. Wichtig – nicht nur in solchen Zusammenhängen – ist, dass alle im Ergebnis gleichermaßen zu sehen sind. Das führt nicht nur zu einer besonderen Arithmetik im Hinblick auf die Rollenverteilung, Auswahl der Szenen und Spielanteilen. Wichtig war es uns immer, dass auch im äußeren Rahmen der Präsentation die Gemeinsamkeit und Gleichwertigkeit zwischen Jüngeren und Älteren sichtbar wird. Deshalb greifen wir immer wieder auch zu solchen dramatischen Konstruktionen: dass ein Paar aus Jung und Alt beispielsweise zum Erzählerpaar wird oder dass wir einen Erwachsenen sprechen, aber seine Arme von einem Kind oder Jugendlichen spielen lassen, sodass die Zusammenarbeit offensichtlich wird.

Diese Fragen machen deutlich, es gibt eine Vielzahl von gestalterischen Möglichkeiten, und eine kompetente Spielleitung hat nicht nur ästhetische Kriterien und dramatische Konstruktionen in ihre Überlegungen mit einzubeziehen. Theater hat für mich immer etwas mit dem Moment der Begegnung zwischen Darstellern und Zuschauern zu tun: Schauen Letztere freiwillig oder pflichtgemäß zu, ist es ein armes oder ein reiches Theater? Wenn man in einem kleinen Kirchengemeindesaal auf dem platten Land auftritt, dann gehört auch diese Realität mit einbezogen: Was soll dort also „über die Rampe gehen“ und was soll zurückkommen? Lebendigkeit, Erinnerung, Freude, Bewunderung, Gemeinschaft, Fleiß, Humor, Ernst, Spielfreude, Erstaunen … Es gilt das „Passende“ zu arrangieren und zu komponieren.

Also ran an die Theaterstücke …

Irene Bruns

„Generationsübergreifende Theaterarbeit“: Erfahren, nachspielen und szenisch reflektieren – Übungen

1. Ritual Gesture (nach Augusto Boal)

Die Teilnehmer (TN) sitzen im Kreis. Jeder TN stellt sich mit einer typischen Geste den anderen TN vor. Im Uhrzeigersinn machen die anderen TN diese Geste so genau wie möglich nach. Am Ende führt der Protagonist diese Geste noch einmal aus und bedankt sich bei seinen Mitspielern, indem er laut „Danke“ dazu sagt.

2. Image of the hour (nach Augusto Boal)

Spielleiter (SP) sagt die Stunde des Tages an, und die TN machen das, was sie gewöhnlich um diese Zeit tun. Beginne mit fünf Uhr Morgens, ende mit 16.00 Uhr: „Du musst zur Theatergruppe.“

3. Konzentrationsübung: Klatschkreis

Die TN sitzen im Kreis. SP startet den Klatschkreis, indem er den links neben ihm sitzenden Spielpartner einmal zuklatscht. Dieser nimmt das Klatschen auf, indem er gemeinsam mit SP zusammen klatscht. Dann dreht er sich seinem linken Spielpartner zu und reicht das Klatschen weiter, indem er mit diesem gemeinsam einmal klatscht usw. Indem das Klatschen um den Kreis läuft, soll ein gemeinsamer Rhythmus gefunden werden.

Die Konzentration wird dadurch erreicht, dass jeder auf seinen Einsatz achten muss: gemeinsam mit seinem linken und rechten Spielpartner zu klatschen.

4. Standbildübung: Trösten

Die Kinder sollen sich von den alten Menschen trösten lassen. Wenn beide Spielpartner eine gemeinsame Trosthaltung gefunden haben, wird das Standbild nach Ansage durch SP reihum aufgeführt, damit alle Spielerinnen und Spieler alle Trostbilder sehen können.

Varianten: In einer zweiten Runde lassen sich die alten Menschen von den Kindern trösten oder die Spielpartner vereinbaren miteinander, wer Getröstete und wer Tröstender sein möchte.

5. Partnerübung: Spiegeln

Die Spielpartner, jeweils ein Kind und ein alter Mensch, sitzen sich gegenüber. Einer beginnt mit einer Bewegung, der andere versucht, sich wie ein Spiegel zu verhalten, indem er die Bewegung gleichzeitig nachmacht. Wichtig ist es, dass große langsame Bewegungen gemacht werden. Wenn beide Spielpartner sich aufeinander eingespielt haben, sollen sie versuchen, die Führungsrolle nicht merkbar für andere zu wechseln.

6. Wahrnehmungsübung: Zuhören üben

Die TN sitzen abwechselnd, Kind und alter Mensch, im Kreis. Ein Rundgespräch „Zuhören" beginnt über das Thema „Was ich am liebsten tue". Jedes Paar hat sechs Sätze.

Beispiel: K sagt: „Am liebsten sitze ich vor dem Computer." – A sagt: „Du sitzt am liebsten vor dem Computer, ich sitze am liebsten vor dem Fernseher. Dort sehe ich am liebsten ‚Gute Zeiten – Schlechte Zeiten'." – Wieder K: „Du siehst im Fernsehen am liebsten … Ich surfe am liebsten im Internet. Dabei …" und so weiter und so fort.

Das Prinzip ist, jeweils den Satz der Vorrednerin oder des Vorredners aufzugreifen, indem er wiederholt wird. Anschließend sagt man seinen eigenen Satz.

7. Szenische Übung: Berufliche Tätigkeit ausüben

Die alten Menschen sitzen im Kreis. Die Kinder stehen vor ihnen. Jedes Kind denkt sich einen Beruf aus, der mit Menschen zu tun hat: Friseur, Fußpflege, Arzt, Krankenschwester, Masseur, Fotograf, Lehrer usw. Nach Ansage vom SP führen die Kinder nacheinander ihren Beruf an den alten Menschen aus: Haare schneiden, Füße waschen, Herztöne abhören, Verband anlegen, Arm oder Bein massieren, Foto machen, unterrichten usw.

Auf ein Zeichen vom SP wechseln die Kinder im Uhrzeigersinn ihren Spielpartner und üben ihren Beruf dort aus.

Variante: Die TN sitzen einander in zwei Halbkreisen gegenüber. Es spielt immer nur ein Halbkreis Beruf, der andere schaut zu.

8. Gemeinsame szenische Arbeit

Die TN bekommen die Aufgabe, in altersgemischten Paaren eine Szene zu erarbeiten.

Text: „Gnädiges Fräulein darf ich's wagen, Ihnen Arm und Geleit anzutragen? – Bin weder adelig noch schön, kann ungeleitet nach Hause gehen."

Oder alternativ:

Begegnungen: Die TN bilden Paare, jeweils ein Kind und ein alter Mensch. Sie kreieren jeweils eine Begegnung zwischen Alt und Jung, die sie mit Text (maximal zwei Sätze!) unterlegen und anschließend gemeinsam szenisch darstellen.

9. Aufführung der erarbeiteten Szenen

10. Abschlussübung: Melodie und Rhythmus

Die TN finden sich in altersgemischten Paaren zusammen. In Absprache miteinander üben sie eine Melodie und einen dazu passenden Rhythmus ein. Es kann ein bekanntes Lied oder eine Eigenkreation der beiden sein. Die eine Spielpartnerin bzw. der eine Spielpartner summt oder singt eine Melodie, die bzw. der andere macht den Rhythmus dazu: klatschen, schnippen, auf den Boden trommeln, an den Stuhl klopfen usw.

Wenn alle etwas eingeübt haben, dirigiert der SP das Orchester. Manchmal endet es im Chaos, aber es macht sehr viel Spaß.

Bildende Kunst

Michael Ganß

Von plastischen Projekten mit Menschen mit Demenz und jungen Kindern

In meiner Auseinandersetzung mit der künstlerischen Altenarbeit ist mir in verschiedenen Zusammenhängen immer wieder die Bedeutung der Plastizität für diese Arbeit bewusst geworden. Dabei taucht der Begriff Plastizität auf verschiedenen Ebenen auf. Plastizität bedeutet: unter Energieanwendung ohne Bruch eine bleibende Formänderung zu bewirken. Was das mit der Projektarbeit mit alten Menschen zu tun hat, werde ich an einigen grundsätzlichen Gedanken zur künstlerischen und intergenerativen Altenarbeit und hier im Besonderen für die Arbeit mit alten Menschen mit Demenz aufzuzeigen versuchen. Anhand der Darstellung eines intergenerativen Projektes „Bildhauerei“ werde ich einen kleinen Einblick in meine intergenerative Arbeit mit plastischen Objekten geben.

Plastisch – beim genauen Betrachten und dem gedanklichen Nachgehen ergeben sich für mich zwei Gegenpole zum Plastischen. Da ist zum einen das Statische und zum anderen das Elastische. Beide bilden wiederum einen Gegenpol, haben aber auch eine Gemeinsamkeit: Bei Energieeinwirkung von außen zeigen statische und elastische Materialien sehr unterschiedliche Reaktionen, die gegensätzlicher kaum sein könnten. Im Endeffekt, wenn die äußere Energie wieder zurückgenommen ist, stellt sich in beiden Fällen alles wieder so ein wie zuvor. Im Plastischen hingegen bleibt die Folge der Energieeinwirkung auch nach dem Wegfall dieser Energie erhalten und hat somit eine bleibende Veränderung bewirkt – und bleibende Veränderungen versuche ich mit meinem Tun in der intergenerativen Projektarbeit zu bewirken. Somit geht es auch in den Zielen im weitesten Sinne um Plastizität.

Zuerst wende ich mich nun der Gestaltung der Projekte zu, die in einem plastischen Prozess entwickelt und gestaltet werden. Damit meine ich, dass die Projekte nicht nach einem starren Konzept ablaufen, sondern sich in der gemeinsamen Arbeit mit den teilnehmenden Menschen entwickeln sollen. Die Konzepte, mit denen ich in die intergenerativen Projekte hineingehe, sind für mich der Ausgangsstoff, die plastische Masse, aus der sich das Projekt im interaktiven Tun mit den Teilnehmenden entwickelt. Dabei wirken alle Teilnehmenden gestaltend auf diese Masse ein, um so dem Projekt seine Form zu geben. Ich selbst trage im Projektverlauf die Aufgabe, von meiner Anfangsidee loszulassen und dafür Sorge zu tragen, dass die benötigten Dinge wie Materialien, Raum usw. vorrätig sind. Das Projekt selbst entwickelt sich – gleich dem künstlerischen Prozess – im Dialog des Erschaffens. Jede Handlung hinterlässt ihre Spuren, diese Spuren bedingen oder provozieren im kommunikativen Prozess die nächste Handlung. Diese Vorgehensweise ist für mich von zwingender Notwendigkeit, da die Autonomie auch des demenziell erkrankten hochbetagten Menschen einen Raum haben muss, und dieser nicht durch von außen aufgesetzte Abläufe oder Handlungsansätze eingeschränkt werden soll. Meine Erfahrung zeigt mir, dass je größer der Entfaltungsraum ist, desto größer und weiter gefächert können Menschen mit Demenz ihr Handlungspotenzial ausschöpfen. Jede Einschränkung in Form von Vorgaben oder Handlungserwartungen scheint diese Menschen zu verunsichern, wodurch sie handlungsinkompetent zu werden scheinen.

Im Rahmen der Begleitung von Menschen mit Demenz setzten sich in den letzten Jahren immer stärker Wohngruppenkonzepte durch, also Lebensformen, in denen die betroffenen Menschen ihren Tagesablauf mit zurückhaltender Unterstützung selbständig gestalten. Der Tagesablauf ist dann geprägt von vielen Elementen, die der häuslichen Arbeit entspringen. Wenn ich betrachte, nach welcher Bedürfnislage viele der heute hochbetagten Menschen ihr Leben gestaltet haben, dann komme ich nicht umhin festzustellen, dass Kunst und Kultur in der Lebensgestaltung zumeist nur eine untergeordnete Bedeutung hatten. Es kann davon ausgegangen werden, dass biografisch geprägte Handlungen Grundlage für eine höchstmögliche Autonomie in der Lebensgestaltung sind und dass diese Handlungen somit bedürfnisgerecht wären. Da es keine andersartigen Hinweise gibt, ist davon auszugehen, dass sich die Bedürfnislage auch mit der Demenzerkrankung nicht wandelt. Wenn dem so ist, dann wären in der Begleitung der Menschen mit Demenz häuslich orientierte Aufgabenangebote künstlerischen Angeboten vorzuziehen. Ist die Kunsttherapie hier fehl am Platze oder ihrer Zeit vielleicht voraus? Betrachte ich die Gesellschaftsentwicklung, so gewinnen Kunst, Kultur, Selbstverwirklichung, Therapie usw. zunehmend an Bedeutung. Die Zeit der Kunsttherapie scheint in Bezug zur Altenarbeit noch zu kommen!

Betrachtet man die Entwicklungen in der Altenhilfe kritisch, so können zwei gegenläufige Entwicklungen beobachtet werden. Beide stehen unter dem Diktat der Kosteneinschränkung im Altenhilfebereich: Da werden Angebote eingestellt, um Kosten zu senken, die psychosozialen Angebote werden konzeptionell von Ehrenamtlichen oder neuerdings von Hartz IV betroffenen „Ein-Euro-Stelleninhabern" besetzt. Diese Entwicklung hat meines Erachtens mit der Einführung der Pflegeversicherung 1996 begonnen. Sie kann aber nicht nur der Pflegeversicherung zugesprochen werden, sondern hat auch mit dem grundsätzlichen Blickwinkel innerhalb der Altenhilfe zu tun.

Anlässlich der Mitgliederversammlung der Evangelischen Arbeitsgemeinschaft für Altenarbeit sprach Dr. Peter Zeman[1] davon, dass die Konzentration der Leistungsträger auf sozialgesetzliche Pflichtaufgaben dazu beigetragen habe, dass die „weichen Aufgaben" der Altenarbeit zu einer eher geringen Professionalisierung geführt hätten und diese „weichen Aufgaben" nur wenig ausdifferenziert seien.

Wenn ich zurückschaue, gab es im Jahre 1996 schon einen Schnitt in der Altenarbeit. Durch die von der Einführung der Pflegeversicherung hervorgerufene Verunsicherung, vor allem bezüglich der Finanzierung nicht körperorientierter pflegerischer Aufgaben, kam es zu einem starken Abbau der Leistungen in allen Bereichen der psychosozialen Begleitung. So manch ein Kunsttherapeut kann sich an diese Tage erinnern. Auch wenn mit der Einführung der Pflegeversicherung in der Begleitung von pflegebedürftigen Menschen der Fokus auf der körperlichen Ebene liegt und Menschen mit Demenz zunächst weitestgehend aus den Versorgungsleistungen herausgefallen sind, erlebe in den Jahren seit 1996 wieder ein stetes Anwachsen der Angebote in der psychosozialen Begleitung (begleitenden Dienste). Auch die kunsttherapeutische Arbeit kann sich seitdem immer mehr in der Altenarbeit etablieren. Zudem wurden diesbezüglich über das Qualitätssicherungsgesetz 2002 rechtliche Anpassungen geleistet, welche 2008 erweitert werden. Neben den finanziellen Ressourcen können nun auch Menschen mit Demenz ohne Pflegestufe (Pflegestufe „0") auf diese finanziellen Mittel zurückgreifen. Allerdings werden die Finanzierungsmöglichkeiten der psychosozialen Begleitung immer noch nicht im vollen Umfang genutzt. Hierdurch liegen Ressourcen für die

---

[1] Zeman, Peter: Referat aus Anlass der Mitgliederversammlung der Evangelischen Arbeitsgemeinschaft für Altenarbeit in der EKD – 28./29.10.2002 in Hannover.

psychosoziale Begleitung alter pflegebedürftiger Menschen brach. Das ist angesichts der Not in der Begleitung hochbetagter Menschen unverständlich. Eine der Ursachen hierfür liegt in dem relativ komplizierten Antrags- und Abrechnungsverfahren begründet. Diese Ressourcen möglichst professionell zu aktivieren ist auch Aufgabe der beruflichen Kräfte, die in diesem Feld tätig werden wollen. Denn nur so kann es gelingen, eine positive Entwicklung in der Altenarbeit aufzugreifen und weiterzuführen.

Der gesteigerte Umfang der psychosozialen Begleitung sagt dabei allerdings noch nichts über die gebotene Qualität aus. Schaue ich auf die Angebote manch einer Altenhilfeeinrichtung, so sind die Aushänge zwar nicht mehr handgeschriebene Zettel am schwarzen Brett, sondern computerunterstützt mit Powerpoint gestaltet, mit vielen schönen bunten Bildern bestückt hinter Glas ausgehängt oder gar als Laufschriftanzeige zu bewundern. Jedoch der Inhalt der Aushänge hat sich, soweit ich zurückdenken kann, dabei in vielen Einrichtungen nur in Nuancen gewandelt. Diese Konstanz in den Angeboten vermittelt auf der einen Seite Vertrautheit und bietet damit den Bewohnern/-innen wie auch den Mitarbeitern ein hohes Maß an Sicherheit. Darüber hinaus wurden einzelne Angebotsbereiche qualitativ weiterentwickelt. Auf der anderen Seite werden die gesellschaftliche Entwicklung mit ihrer zunehmenden Individualisierung und das wachsende Bedürfnis nach selbstbestimmter Lebensgestaltung, welches die hochbetagten Menschen ebenso umfasst, nicht berücksichtigt. In vielen Fällen fehlt leider der Mut, die hochbetagten Menschen in die Gestaltung der aktivierenden Angebote verantwortlich einzubinden. Stattdessen entscheiden die Begleiter über den Inhalt. Dieser entspringt dabei für gewöhnlich dem Denken der Anbieter dieser Angebote. Hierbei bemühen sie sich, ihr Angebote entsprechend den neuesten (wissenschaftlichen) Erkenntnissen so zu gestalten, dass die hochbetagten Menschen möglichst weitreichend gefördert werden. Dabei verlieren sie den Nutznießer ihres Angebotes nicht aus den Augen und gestalten dieses so, dass es von seinem Charakter her dem betagten Menschen gefallen müsste. Allerdings werden die Möglichkeiten der Förderung zur aktiven und selbstbestimmten Lebensgestaltung hierdurch nicht im vollen Umfang ausgeschöpft.

Anstatt sich aktiv in die Entwicklung und Ausgestaltung der Angebote einbringen zu können, werden die hochbetagten Menschen durch diese „Input gesteuerten“, von außen kommenden Angebote, zu konsumierenden Teilnehmern degradiert. Es stehen nicht die Bedürfnisse und Interessen der Betroffenen in einer von ihnen bestimmten Form und Geschwindigkeit im Mittelpunkt der aktivierenden Angebote, sondern – je nach Profession der Anbieter – deren konzeptionelle Überzeugungen. Die Angebote werden zuweilen mit mehr oder weniger langen Konzepten und darin enthaltenen Zielformulierungen bestückt. Diese besagen, was der alte Mensch dabei bearbeiten, bewältigen oder lernen sollte und auch kann.

Ein wenig überspitzt formuliert, böte es sich an – in einer nächsten Ausbaustufe der Qualitätsprüfung von Angeboten in der Altenhilfe – hier Zielkontrollen einzuführen, mittels derer die Qualität des Angebotes, die der Anleitung oder gar die Qualität der alten Menschen bestimmt werden kann.

Von einem solchen Denken und Vorgehen sollte sich meines Erachtens die professionelle Altenarbeit verabschieden, auch auf die Gefahr hin, dass hierdurch die Angebotspalette vermutlich geringer wird, was, wie weiter oben schon formuliert, keine Aussage über deren Qualität zulässt. Nicht in Vergessenheit geraten sollte: Nach der erfolgreichen Bewältigung fast eines Jahrhunderts Lebens, mit entsprechend angesammelter Lebenserfahrung, bedarf es zumeist keiner Bewältigungsvorgaben mehr von außen – durch mich, dem verhältnismäßig unerfahrenen jungen Wesen. Darüber hinaus scheinen viele Angebotsbemühungen von dem weitverbreiteten Altersstereotyp geprägt, dass alte Menschen durch Lethargie sozial gefährdet seien und aus diesem Grunde irgendwie beschäftigt werden müssten. Das Recht auf Altersruhe scheint in letzter Zeit dabei verloren zu gehen.

Versuche in der stationären Altenpflege, Angebote ausschließlich aus den momentanen Bedürfnissen der Bewohner/-innen heraus zu gestalten, stoßen mitunter auf Widerstand beim medizinischen Dienst der Krankenkassen, da diese Angebote nicht in der Pflegeplanung aufgeführt sind und somit scheinbar nur schwer kontrolliert werden können. Die Entwicklung und Umsetzung eines bewohnerintegrierenden Angebotes wird hierdurch erschwert. Auch wenn dieses nicht aus malignen Gedanken heraus geschieht, sondern unter der Prämisse des Schutzes und der Fürsorge, wird hierdurch – sozialpolitisch gewollt – den Senioren Entscheidungs- und Lebensgestaltungskompetenz per se abgesprochen.

Die politischen und oft auch geragogischen Konzepte in der Altenarbeit entspringen pädagogischem Denken. Dieses liegt wohl auch daran, dass gerade die Pädagogen es sind, die sich vermeintlich benachteiligten Bevölkerungsgruppen annehmen, um für diese Gruppen, seien es nun Arbeitslose, Obdachlose, Asylbewerber oder Senioren, Konzepte zu entwickeln, die sie dann mit großem Engagement verfechten und verbreiten. Dass diese Konzepte immer wieder nicht mit den Selbstkonzepten der alten Menschen übereinstimmen, liegt den Konzeptentwicklern zufolge nur daran, dass die Alten noch nicht gemerkt haben, wie wichtig diese für sie sind. Die Entfaltung der Autonomie wird in fast allen diesen Konzepten großgeschrieben, dabei wird allerdings selten definiert, welche Bedeutung sich hinter dem Autonomiebegriff verbirgt. Der Begriff steht für sich, so scheint es. Nehmen die Senioren, die aus diesen Konzepten entspringenden Angebote nicht an, so wird diesem Verhalten mit Unverständnis begegnet. Zeman[2] spricht hier von der Notwendigkeit des genaueren Eingehens auf die Zielgruppen. Durch Bedürfniseruierung sollen die Angebote eine bessere Passform bekommen, auch in dieser Forderung fehlt der Gedanke des aktiven Einbeziehens der alten Menschen in die Entwicklung bedürfnisorientierter Angebote fast vollständig. Andererseits scheint bei Menschen mit Demenz eine Einbindung des Nutznießenden in die Angebotsgestaltung undenkbar zu sein.

Mit Erstaunen konstatiere ich immer wieder, dass die kunsttherapeutischen Angebote häufig ebenso „Input gesteuert" orientiert sind, wie die Angebote anderer Berufsgruppen und dies, obgleich – bedingt durch die Kunst – die Kunsttherapeuten die Professionalität haben sollten, flexibel auf die von den alten Menschen kommenden Bedürfnisse situativ gestaltend eingehen zu können, um in einem gemeinsamen Dialog in einen Begegnungsraum treten zu können, der sich aus sich heraus gestaltet. Die Kunsttherapie als soziale Kunst bedarf keiner vorgefertigten Strukturen, und es sind nicht die Tafelbilder, in denen sie sich entfaltet. Was führt dann aber dazu, dass auch die Kunsttherapie in der Altenhilfe mit einem vorgefertigten Bild von dem, was passieren soll, auf die Zielgruppe zugeht? Zunächst sind da wohl erst einmal die Erwartungen von den Auftraggebern der Kunsttherapeuten. Die erhoffen sich aus der Kunsttherapie „schöne" dekorative Bilder, die in die Flure gehängt werden können und Ähnliches. Die alten Menschen sind es zumeist nicht, die solche oder andere feste Bilder von dem in sich tragen, was die Kunsttherapie leisten soll und wie sie es erbringen möge.

---

[2] A. a. O., siehe Fußnote 1.

Aber es ist nicht nur die ökonomische Abhängigkeit, die Kunsttherapeuten dazu bewegt, „Input gesteuerte" Angebote zu machen. Im Kollegenaustausch kann ich immer wieder feststellen, dass Kunsttherapeuten selbst häufig ein eher konservatives Bild von der Kunst in der Kunsttherapie in sich tragen. Die Kunsttherapie wird dabei nicht als ein kultureller Ort angesehen, der sich im sozialen Miteinander gestaltet und ein Raum individueller Entwicklung ist, welcher sich in einer Form oder in der Farbe materialisieren, aber auch eine andere Gestalt annehmen kann. Das Prozessuale des künstlerischen Raumes ermöglicht dem künstlerisch Schaffenden, in autonomer Form in Erscheinung zu treten.

In der Kunsttherapie mit alternden Menschen sollte im Vertrauen auf die Lebensselbstgestaltungskraft einer gestandenen Generation lediglich ein Erfahrungsraum geschaffen werden, in dem sich die Autonomie des Menschen in vollem Umfang entfalten kann.

Wie sieht es aber nun aus mit der Autonomie des Menschen, wenn es um die Begleitung demenzerkrankter Menschen geht? Demenz – autonome Lebensgestaltung: Ist das nicht ein Widerspruch in sich? Hierzu möchte ich Zeman[3] zitieren.

> „Ist die Orientierung an der Autonomie eines Menschen nicht völlig verfehlt, wenn er von der Hilfe anderer völlig abhängig ist? Welche Rolle spielt lebensweltliche und biographische Orientierung in einer Situation, die von den Notwendigkeiten institutioneller Versorgungsabläufe geprägt ist und die Person zum Fall, zum Pflegefall, geworden ist? Und wie ist ein Dialog möglich, wenn das Gegenüber sich nicht mehr zu artikulieren versteht? Immer sollte zunächst von der grundsätzlichen Möglichkeit, diese Orientierungen aufrechtzuerhalten, ausgegangen werden. Hilfsbedürftigkeit und Autonomie sind keine einander grundsätzlich ausschließenden Alternativen. Immer geht es ja um eine Balance beider." – „… selbst mit dementiell schwer kranken Menschen ist es, wie wir heute wissen, möglich, Formen des Dialogs zu finden und ihre Befindlichkeiten damit zu verbessern, durch einen Dialog zu führen und dadurch ihre Bedürfnisse zu ermitteln."

Die Demenz gilt als nicht therapierbare Krankheit, wohingegen die psychologischen Befindlichkeiten der betroffenen Menschen zum Teil schon einer Therapie bedürfen. Inwieweit die Kunsttherapie hier einen Beitrag leisten kann, ist noch nicht evaluiert. In Bezug auf die intergenerative Arbeit möchte

[3] A. a. O., siehe Fußnote 1.

ich nicht von Therapie sprechen, obgleich sich therapeutische Wirkungen daraus ergeben können.

Wenn künstlerische Arbeit mit Senioren eine gesellschaftliche Funktion vorweisen und nicht nur privatistisch-stilistische Dekoration abgeben will, so liegt ihre Aufgabe in der gemeinsamen Gesellschaftsgestaltung. Sie sollte Gedankliches anbieten und zur Reflexion beitragen, wie Generationen und Gruppierungen gegenwärtig und in Zukunft miteinander zusammenleben können. Dazu muss die eigengenerations-zentristische Ausrichtung der kunsttherapeutischen Angebote aufgegeben werden. Kunst ist wesentlicher Bestandteil der permanent stattfindenden Gestaltung menschlichen Zusammenlebens und muss als Ausdruck jeder gesellschaftlichen Praxis gesehen werden. Die intergenerative Arbeit sollte deshalb nicht das Besondere, sondern das Normale sein.

Immer wieder vernehme ich die Stimmen der zumeist jüngeren, in der Altenhilfe Tätigen, dass die alten Menschen den Trubel der jungen Menschen nicht mehr ertragen können oder wollen. Meine eigene Wahrnehmung, die eher eine „Kindersucht" bei den alten Menschen erkennt, wird durch eine Befragung der Sozialforschungsinstitute Infratest und Sinus unterstützt, welche ergab, dass 43 % der 55- bis 70-Jährigen mehr Kontakte zu jungen Menschen haben möchten.[4] Im Rahmen der stationären Altenhilfe vermute ich noch einen höheren Prozentsatz, da hier die unnatürliche Trennung der Generationen von den Bewohnern/-innen noch intensiver erlebt werden dürfte. Im Folgenden möchte ich auf die Bedeutung der intergenerativen Arbeit sowie zielgruppenorientiert auf die Bedeutung der intergenerativen Arbeit für die jungen und für die hochbetagten, an Demenz erkrankten Menschen, eingehen.

Was lässt den Gedanken nach der Notwendigkeit intergenerativer Arbeit in mir aufkeimen? In den Medien taucht vielfach der Begriff des „Generationenkrieges" auf. Es ist aber nicht der besagte „Krieg der Generationen", der mich bewegt, intergenerative Projekte anzuregen, sondern der Versuch, generationsübergreifende Kommunikationsräume bereitzustellen. Ich sehe keinen Krieg der Generationen, selbst wenn mir aus dem Betrachten verschiedener politisch orientierter Äußerungen diesbezüglich in letzter Zeit ein ungutes Gefühl gewachsen ist. Meines Erachtens ist die Formel „Krieg der Generationen" Ausdruck von sozialen Ängsten („Sozialneid"), der sich auf die Kohor-

[4] Generationenarbeit: Bericht in der Zevener Zeitung, Juni 2003.

tengruppierungen ausdehnt und instrumentalisiert wird. Dadurch wird die Generationenfrage ausschließlich auf die ökonomische Ebene fixiert. Statt von einem Generationenkrieg würde ich eher von einem beziehungslosen Nebeneinanderherleben der Generationen sprechen. Aber selbst diese Wahrnehmung scheint nur teilweise zu stimmen, denn ca. 70 % aller Menschen mit Demenz werden heute von ihren Familien gepflegt, und dies geschieht selten nur aus Pflichtgefühl. Ich sehe darin vielmehr einen Ausdruck von Zuwendung. Da viele Pflegebedürftige von ihren Kindern (Töchtern) oder Schwiegerkindern (Schwiegertöchtern) gepflegt werden, ist dies auch Ausdruck einer intergenerativen Fürsorge und Verantwortungsübernahme in unserer Gesellschaft. Gleichzeitig scheint sich das Nebeneinander der Generationen zu verfestigen, obgleich es auch auf anderen gesellschaftlichen Ebenen scheinbar eine weit gefächerte Mischung der Lebensalter gibt. Sechszehnjährige gehen zum Teil in die gleiche Diskothek wie ihre Eltern; die Mode für die Sechzigjährigen unterscheidet sich kaum von der für die Zwanzigjährigen. Soziologisch betrachtet ist das leicht zu begründen, da es nur wenige kohortenspezifische Bedürfnislagen gibt. Bedürfnisse entwickeln sich vielmehr aus der Lebensgestaltung und sind somit altersübergreifend. Die Bedürfnisse der Menschen sind nicht alters-, sondern sozialisationsbedingt. Trotz zunehmender Mischung der Generationen gibt es gelebte generationsübergreifende Kultur immer weniger. Gleiche Freizeitbeschäftigungen bedingen nicht zwangsläufig eine größere Nähe zur anderen Generation. Dies gilt auch im ländlichen Raum, denn auch auf dem Lande leben nur selten drei oder vier Generationen unter einem Dach. Die wohnraumbedingte Separierung der Generationen hat auch hier erfolgreich ihren Einzug gehalten.

Allerdings gibt es noch Reste gelebter Intergenerativität, so zum Beispiel bei den Spielmannszügen der Schützenvereine, bei denen der fünfjährige Knirps Glockenspiel spielend neben dem achtzigjährigen, tubablasenden Uropa hermarschiert. Im Unterschied zu vielen, auch in diesem Band vorgestellten intergenerativen Projekten, in denen meist nur zwei Generationen zusammenkommen (vgl. Clausen in diesem Band), sind hier alle Generationen gemeinsam handelnd tätig. In gemeinsamen Festen werden Traditionen gewahrt, von den Alten an die Jungen weitergegeben und bleiben durch die Eingaben und Variationen der Jungen lebendig, wodurch sie nicht zur Folklore verkommen.

Die tiefe persönliche Kommunikation zwischen den Generationen verlangt eine Auseinandersetzung mit Ambivalenzen, Ängsten und Aggressionen. Dieses verlangt eine Selbstexposition (einen selbstdarstellenden, selbstäußernden Akt) im Dialog – unter der Berücksichtigung der anderen Person. Erst mit der über die Generationsgrenze hinweggehenden Selbstexposition wird der sichernde Selbstschutz aufgegeben, wodurch das Individuum verletzlich und angreifbar wird. Rosenmayr[5] sieht, dass nur in der dialogischen Selbstexposition die einzelnen, im Leben gemachten Erfahrungen sinnvoll zusammengeführt werden können und somit Entwicklung stattfinden kann. Dabei werden die junge und die alte Generation als gleichberechtigte Partner angesehen. Beide haben Lebenserfahrungen, wenn auch unterschiedlichen Umfanges, die erst in der wechselseitigen Auseinandersetzung gesellschaftliche wie auch persönliche Entwicklung bewirken. Das Geben und Nehmen ist unabhängig vom Lebensalter, jeder ist Profiteur und Geber.

> „Die Aufgabe, der an intergenerativen Projekten Teilnehmenden, ist nicht nur die des „Annehmens", des „Neugier"-entgegen-bringens (Pb 3j). Der intergenerative Austauschprozess, der Kommunikationsprozess beinhaltet selbstverständlich eine Exposition von „jungen" kulturellen Haltungen und Gedanken ebenso wie von „alterspezifischen" – denn sonst könnte kein „Gedanken-Vergleich" (Pb 1j) stattfinden. „Jüngere, Mittelalterliche und Ältere haben zugleich Gebende wie auch Nehmende zu sein" (Lehr 1998: 43). Intergenerationelle Zukunftsplanung und -gestaltung besteht für alle beteiligten Generationen eben „nicht ausschließlich darin, die eigenen Ideen und Handlungen anderen … zu vermitteln" (Höpflinger 2001: 5), sondern in der Offenheit, die eigenen Vorstellungen zu überprüfen und möglicherweise zu korrigieren. Im kulturellen, intergenerationellen Prozess „geht es nicht primär darum, unverbindliches Verständnis zu artikulieren", sondern Intergenerationalität „lebt von Diskrepanzerlebnissen, Kontroversen und vom Streit. Altersheterogen können Jüngere von Älteren lernen; aber selbstverständlich auch die heute Alten von den heute Jungen" (Eierdanz 1997: 229/230)."[6]

Betrachtet man z. B. die Œuvre bedeutender Künstler, so kann immer wieder wahrgenommen werden, dass mit zunehmendem Alter eine Verdichtung in den Werken stattfindet. Diese Konzentration der Inhalte ist bei jüngeren

---

5 Rosenmayr, L.: Altern im Lebenslauf. Soziale Position, Konflikt und Liebe in den späten Jahren. Göttingen, 1996.

6 Kinsler, Margit: Alter Macht Kultur – Alterskompetente Menschen als Subjekte einer modernen gesellschaftlichen und kulturellen Praxis. Dissertation an der Universität Regensburg, 2002.

Künstlern seltener zu finden. Die Verdichtung basiert in der Regel auf einer lebenserfahrungsgeprägten Philosophie – man könnte auch von Altersweisheit sprechen –, die auf künstlerische Weise ihren Ausdruck sucht. Dieses durch Lebensbilanz geprägte Bewusstsein ist in der Regel den Älteren vorbehalten und kann, wird es externalisiert, von den Jüngeren als Anregung für das eigene Schaffen und somit auch für die Weiterentwicklung der Gesellschaftsgestaltung genutzt werden. Für die gesellschaftlichen Problemlösungen sind aber neben den Lebenserfahrungen und der Kreativität immer auch neue Ideen und Methoden bedeutungsvoll. Hier sind die Jungen oft unvoreingenommen, entwickeln in spielerischer Form Ideen und tragen in sich die Risikobereitschaft, neue, unbekannte Wege zu gehen. Für die erfolgreiche und zukunftsbezogene gesellschaftsrelevante Umsetzung ist eine zirkuläre Form des kritischen Betrachtens möglicher Lösungswege, unter Einbeziehung von erfahrungsgeprägten Erkenntnissen und neuen Ideen, notwendig.

Die Notwendigkeit wie auch die Bedeutung der intergenerativen Arbeit wird unterschiedlich bewertet. So zieht Schleiermacher[7] als Erziehungswissenschaftler den Schluss, dass die anthropologische Grundtatsache des Menschen als Mängelwesen zur intergenerativen Erziehung verpflichtet. Nur dadurch würde die jüngere Generation befähigt, Unvollkommenes der Gesellschaft zu verbessern und Bewährtes zu erhalten. Ähnlich betrachtet es Kant,[8] indem er sagt, dass die intergenerative Erziehung dazu dient, Erfahrungen und angehäuftes Wissen im Dienste der Menschheit weiterzugeben. Dagegen gehen Flitner[9] und Böhmisch/Blank[10] davon aus, dass intergenerative Erziehung heutzutage keine Bedeutung mehr habe. Denn:

> „Im erzieherischen Verhältnis setzt die Jugend ihr neues frisches und durch die gegenwärtige Kulturlage bestimmtes Erlebnis ein, das nicht das Erlebnis der älteren ist und auch nicht dem Erlebnis gleicht, mit dem die älteren ihre Überlieferung aufgenommen haben, als sie selbst jung waren.“[11]

---

[7] Schleiermacher, F. E. D.: Ausgewählte pädagogische Schriften. Paderborn, 1983.

[8] Kant, I.: Ausgewählte pädagogische Schriften. Paderborn, 1983.

[9] Flitner, W.: Neue Wege der Erziehung und Selbstbildung. In: Erlinghagen, K. (Hrsg.): Flitner, W.: Gesammelte Schriften Bd. 4:Die Pädagogische Bewegung. Paderborn, 1987.

[10] Böhmisch, L., Blank, K.: Generationenfalle. Frankfurt a. M., 1989.

[11] Flichtner, W.: Gesammelte Schriften. Bd. 4: Die Pädagogische Bewegung. Beiträge – Berichte – Rückblicke. Paderborn, 1987, S. 170–231.

Ist aber nicht gerade diese differente Wahrnehmung von Erlebnissen das, was neugierig machen kann auf die Erlebniswelt der anderen Generation? Oder ist das Nebeneinanderleben der Generationen schon so gefestigt, dass ein Interesse an der vor- und nachfolgenden Generation gar nicht mehr aufkeimt? Vor rund hundert Jahren lebten die Menschen in intergenerativen Gemeinschaften zusammen. Diese Lebensform möchte ich hier nicht glorifiziert wissen, viele Schattenseiten liegen in ihr verborgen. Aber die Menschen der verschiedenen Generationen begegneten sich, die Jungen lernten von den Alten, sie übernahmen das Wissen der alten Generation. Die Alten wurden von den Jüngeren oft auch als Ratgeber zur Hilfe gerufen. Das gemeinsame Leben war geprägt von gemeinsamer Arbeit und Lebensbewältigung. Jeder hatte seine Aufgaben zu erfüllen. Die Jungen sorgten für eine stete, auf den traditionellen Werten aufbauende Weiterentwicklung von Techniken und Gesellschaftsentwicklungen.

Aber welche Bedeutung hat das Alltagswissen der alten Menschen heute für uns oder gar für unsere Kinder? Die Entwicklungsschritte sind schneller, viel schneller geworden. Selbst die Kinder können Spiele der älteren Jugendlichen nicht mehr in ihre Welt adaptieren, da diese „out" sind, bedeutungslos geworden. Was sollen da die Urgroßeltern noch weiterreichen? Vor allem erleben sich die Generationen nicht mehr gemeinsam handelnd. Das erschwert ein gegenseitiges Verständnis. Gerade an diesem Punkt setzt meine Projektarbeit ein. Es geht nicht um das Vermitteln von Wissen, nicht um das Beglücken durch konsumierbare Angebote, sondern darum, in einem Feld gemeinsam gestaltend tätig zu werden. Durch dieses gemeinsame Handeln verändert sich der Blickwinkel, und so manches Erstaunen über die andere Generation leuchtet auf. Die Notwendigkeit, dieses Handlungsfeld künstlich herzustellen, wird dadurch sichtbar, dass selbst Eltern, aus vielfältigen Gründen, kaum noch im Stande sind, gemeinsame Handlungsfelder mit ihren Kindern zusammen auszufüllen. Aber noch schwerer fällt dies der Generation der Vierzigjährigen mit den Hochaltrigen. Die Vierzigjährigen sind so in dem zeitökonomischen Rhythmus verhaftet, dass es ihnen nicht gelingt, länger auf das Geschwindigkeitsniveau der alten Menschen „herunterzufahren". Selbst in Gesprächen erlebe ich immer wieder wahre „Kommunikationskatastrophen". Da scheinen Welten aufeinander zu stoßen. Zielgerichtete, nach dem Ursache-Wirkungs-Schema ausgerichtete Wirklichkeitsdarstellung stößt auf Weltvergegenwärtigung in Form von Geschichten, die in Erzählform mit Ausschweifungen geschmückt ganzheitlich präsentiert werden. Zu gemeinsamen Handlungen kommt es kaum noch. Die Alten werden zumeist unterschätzt und in ihrem Handlungsbedürfnis beeinträchtigt, oft mit einer gut gemeinten Hilfestellung, die mit den Worten „lass mal, dass kann ich doch schneller" gepaart ist.

Die meisten intergenerativen Projekte sind vielleicht gerade deshalb auf zwei Generationen beschränkt. Zweigenerationenprojekte wäre der exaktere Begriff, denn „intergenerativ" beinhaltet ein alle Generationen einschließendes. Zur Begriffsdefinition sei angemerkt, dass ich erstaunlicherweise in mehreren Lexika keinen Eintrag unter „intergenerativ" fand. Zweigenerationenprojekte umfassen zumeist die Kinder auf der einen und die Alten auf der anderen Seite. Ursächlich hierfür könnte sein, dass die am Anfang und die am Ende des Lebenszyklus Stehenden eine enge Verbindung zueinander eingehen. Sehr häufig stellt sich schnell Vertrautheit und Nähe ein, die von intensiven kommunikativen Momenten begleitet wird. Kinder, zumindest bis zu einem Alter von etwa elf Jahren, und hochbetagte Menschen haben ähnliche Kommunikationsstrukturen[12] und gehen fast unvoreingenommen aufeinander zu.

Im Gegensatz zu meiner Erfahrung der wechselseitigen Bereicherung wird in Darstellungen von intergenerativen Projekten häufig die helfende und wohltätige Komponente einer der Seiten für die andere hervorgehoben. Hierdurch wird die intergenerative Arbeit häufig auf eine Dimension zurechtgestutzt und verliert damit einen Großteil ihrer gesellschaftlichen Bedeutung. Mir geht es nicht darum, intergenerative Projekte wie Ausbildungspaten oder Schülerbesuchsdienste, in ihrer Bedeutung abzuwerten, nur sollte die intergenerative Arbeit nicht ausschließlich aus der helfenden Perspektive betrachtet werden. Die Unterstützungsleistung der einen Generation für die andere hat eine uneingeschränkte Bedeutung. Unabhängig davon, ob nicht auch hier beide Seiten Nutznießer der Begegnung sind, brauchen wir für eine generationenintegrierende Gesellschaft Begegnungsräume, in denen es zu interindividuellen, sich wechselseitig wahrnehmenden und bereichernden Begegnungen kommen kann. Die intergenerative Arbeit kann nur dann das in ihr steckende gesellschaftsrelevante Potenzial entfalten, wenn das – wie weiter oben schon

---

[12] Ganß, Michael: Wo liegt Babylon. Tagungsband der Deutschen Alzheimer Gesellschaft. Demenz – eine Herausforderung für das 21. Jahrhundert. 100 Jahre Alzheimer-Krankheit. Berlin: Deutsche Alzheimer Gesellschaft e. V., 2007, S. 117–123.

erläutert – einseitige Geben und Nehmen aufgebrochen wird und an dessen Stelle ein wechselseitiges Geben und Nehmen tritt.

Plastische Projekte mit Menschen mit kognitiver Veränderung und jungen Kindern

Schon aus dem Titel geht hervor, dass es sich – abgesehen von den Helfern, meiner Person als Projektleitung sowie den Eltern und Altenpflegern, die in der Abschlusspräsentation eingebunden waren – auch bei diesem Projekt von der Anlage her um ein Zweigenerationenprojekt handelt.

Meine Versuche, alle Generationen umfassende, bildnerische Kunstprojekte auf dem Gelände eines Pflegeheimes durchzuführen, sind bisher fehlgeschlagen. Ich vermute, dass dieses vor allem an dem großen Hemmnis (Altenphobie[13]) der mittleren Generation vor Begegnungen mit familienfremden pflegebedürftigen Menschen liegt. Diese Hemmnisse könnten ihre Ursache wiederum in einer generationsbedingten Kommunikationsstörung haben, welche ein hohes Aggressions- und Ablehnungspotenzial hervorruft (vgl. Schachtner, S. 111[14]).

Dass sich das nachfolgend beschriebene Projekt in einem Altenpflegeheim verwirklicht hat, lag ursächlich an meiner dortigen Tätigkeit als Kunsttherapeut. Unabhängig von meinen Aufgaben, gab es bereits einen Kontakt zu einer Grundschule, deren Schüler bereits wiederholt kleine Sing- oder Theaterstücke im Heim aufgeführt hatten. Als diese wieder einmal in dem Haus waren, um ein Theaterstück aufzuführen, kamen sie auf dem Nachhauseweg am kunsttherapeutischen Atelier vorbei. Mit Neugierde betrachteten sie, zunächst durchs Fenster, die halbfertigen und fertigen Werke, die dort standen. Frau Müller,[15] die mit hinausgegangen war, lud die Kinder ein, sich die Arbeiten genauer anzuschauen. Sofort war die gesamte Schulklasse im kleinen Atelier, und es entwickelte sich ein intensiver Austausch zwischen Frau Müller und den Schülern. Plötzlich rief Peter, ein Schüler der Klasse: „Hier

[13] Linde Matthias: Kunsttherapie mit dementiell Erkrankten. In: Ganß, Michael, und Linde Matthias: Kunsttherapie mit demenzkranken Menschen. Frankfurt: Mabuse Verlag, 2004, S. 13–29.

[14] Schachtner, Christel: Störfall Alter. Frankfurt: S. Fischer, 1988, S. 111.

[15] Die Namen in diesem Beitrag sind alle anonymisiert.

wollen wir auch mal arbeiten!“ Und die anderen stimmten ihm zu. Auch Frau Müller fand die Idee klasse. Und so verabredeten wir, dass die Lehrerin und ich schauen würden, ob sich das verwirklichen ließe.

Frau Müller verbreitete diese Neuigkeit im Laufschritt, und noch ehe ich mit der Heimleitung Rücksprache halten konnte, war diese schon informiert. Die anderen Atelierteilnehmer fanden die Vorstellung, mit den Kindern zusammen zu arbeiten, reizvoll, hatten jedoch auch viele Bedenken, wie das funktionieren solle. Nicht nur aus diesem Grund mussten in der folgenden Zeit noch so einige kleinere und größere Hindernisse überwunden werden, bis es in das einwöchige Projekt gehen konnte.

Bei dem beschriebenen Projekt handelt es sich um ein Bildhauerprojekt. Wegen des damit verbundenen Staubes, den lauten Arbeitsgeräuschen und der hohen Teilnehmeranzahl (23 Schüler einer zweiten Grundschulklasse plus den Bewohnern des Pflegeheimes) lag es nahe, die Projektwoche im Außengelände des Pflegeheimes stattfinden zu lassen. Die Anzahl der teilnehmenden Bewohner/-innen war unbestimmt, da das Projekt für alle Bewohner/-innen ein vollkommen offenes Angebot darstellte. Sie konnten sich zu jedem Moment des Projektes für oder gegen die aktive wie auch rezeptive Teilnahme entscheiden.

Das Pflegeheim und nicht die Schule als Ort intergenerativer Zusammenkünfte zu wählen, dafür sprachen mehrere Gründe: Da ist zunächst der unterschiedliche Grad an Mobilität. Viele der teilnehmenden Senioren waren stark bewegungsbeeinträchtigt. Die Anreise mit einem Bus wäre für sie sehr beschwerlich gewesen und hätte die eine oder den anderen von der Teilnahme abgehalten. Ein Ortswechsel hätte für Menschen, die eine Demenz erleben, zu einer Quelle der Verunsicherung werden und damit eine gesteigerte Desorientiertheit hervorrufen können. Darüber hinaus hätten sie an dem ihnen fremden Ort den gesamten Zeitraum des Projekttages – von 8.30 Uhr bis 12.30 Uhr – durchhalten müssen. Der Zeitraum, in dem es zu vielen direkten Begegnungen sich fremder Menschen gekommen wäre, wäre damit vergleichsweise hoch gewesen und hätte leicht zu einer Überforderung – nicht nur für die an Demenz erkrankten hochbetagten Menschen – werden können. Da ich in der Kunsttherapie des Heimes in der Form eines offenen Ateliers arbeite, sollte sich diese Form auch im intergenerativen Projekt fortsetzen. Das heißt, alle Teilnehmenden konnten selbst bestimmen, über welchen Zeitraum sie teilnehmen wollten. Diese offene Form kann nur aufrechterhalten werden, wenn die alten Menschen sich in ihnen vertrauten Räumen bewegen und sich ohne großen Außenaufwand der Situation entziehen können, um sich beispielsweise in ihre eigenen Wohnräume zurückzuziehen. Eine Möglichkeit, die ihnen in der Schule nicht gegeben wäre, wohin sollten sie sich innerhalb der Schule zurückziehen, wenn die Situation sie überfordert oder nicht ihrem Interesse entspricht?

Den Kindern bereitet ein solcher Rückzug, auch in ihnen fremden Umgebungen, kaum Probleme. Im konkreten Beispiel sah das z. B. folgendermaßen aus: Wollten die Kinder zeitweilig aus der Projektarbeit aussteigen, zogen sie sich tobend in den angrenzenden Wald, ins Ziegengehege oder gemeinsam mit einem alten Menschen in dessen Zimmer zurück. Rückzugsräume zu finden, die ihren aktuellen Bedürfnissen entsprechen, fällt Kindern bis zu einem Alter von zwölf/dreizehn Jahren auch in unvertrauter Umgebung noch verhältnismäßig leicht.

Als weiterer Aspekt für die Wahl des Heimes als Austragungsort sei benannt, dass es nur so allen Bewohnern/-innen möglich war, das lebendige Treiben sowie die Entstehungsprozesse der Objekte, innerlich teilnehmend zu verfolgen, auch wenn sie sich nicht in der Lage fühlten, aktiv teilzunehmen, oder sich aus mangelndem Interesse gegen eine aktive Teilnahme entschieden hatten. Die Bedeutung der rezeptiven Teilnahme wird häufig unterschätzt. Die rezeptiv Teilnehmenden verfolgen das Treiben in den Projekten häufig mit Interesse und oft auch einer hochsensiblen Wahrnehmung. Sie löst in ihnen innere Bilder und Bewegungen aus, in deren Folge sie die Prozesse des Projektes innerlich mitgehen. Hierdurch können sie sich selbst als aktiv Teilnehmende erleben. Daneben erleben sie die Begegnungen mit den Kindern in einer aktiven Weise, und zwar unabhängig vom eigenen gestalterischen Handeln. Eine lebendige kommunikative Begegnungsebene für die Generationen zu schaffen, ist ein Schwerpunkt meiner Projektarbeit. An dieser kommunikativen Begegnungsebene partizipieren die rezeptiv Teilnehmenden im vollen Umfang. Das bildnerische Tun ist nicht das zentrale Element, es bildet nur das Spielfeld für die Begegnungen.

Die Tage in dem Bildhauerprojekt wurden mit einem „Anfangskreis" begonnen. Der Anfangskreis ermöglicht es allen, einander wahrzunehmen. Jeder kann seine Befindlichkeit äußern, seine Vorhaben für den Tag darstellen oder seine Wünsche an die anderen formulieren. Dieser Anfangskreis kann durch einen ritualisierten Spruch oder ein Lied einen Raum bilden, in dem die

Projektteilnehmenden sich gemeinsam erleben können. Für die Schüler stellt es auch einen vertrauten Schnitt zwischen privatem, vorschulischem und nur schulischem Lebensumfeld dar. Der Anfangskreis bildet die Grundlage für die dann freie Gestaltung der weiteren Arbeit.

Bezogen auf die von mir favorisierte offene Projektstruktur kann ich immer wieder feststellen, dass vor allem die Lehrer es schwer haben, mit der freien und selbstbestimmten Intensität der Teilnahme der Schüler umzugehen. Die schulische Zeitstruktur mit festen Arbeits- und Pausenzeiten sehen sie zum Teil für die Schüler geradezu als Notwendigkeit an. Im Gegensatz dazu denke ich, dass ein weit gefasster Selbstentscheidungsraum die Arbeit am Projektinhalt selbst, seine Qualität sowie das Engagement der Schüler wesentlich steigern würde.

Für die Senioren empfinde ich diesen Freiraum als unerlässlich, sollen sie ihren Bedürfnissen gerecht an Projekten teilnehmen können. Sie müssen selbst entscheiden, ab welchem Moment sie sich den Begegnungen mit den Schülern stellen wollen und können.

Zudem ist Kreativität nicht zeitpunktgenau abrufbar, und auch im Verlauf muss es jedem Teilnehmenden möglich sein, sich zurückzuziehen, ohne Rechenschaft über mögliche Gründe abzulegen. Diese könnten sein: ein Zuviel an kindlicher Lebendigkeit, zu viele Eindrücke, zu viele Menschen, eine zu hohe körperliche Belastung, zu viel Nähe oder einfach der Drang, sich zu bewegen.

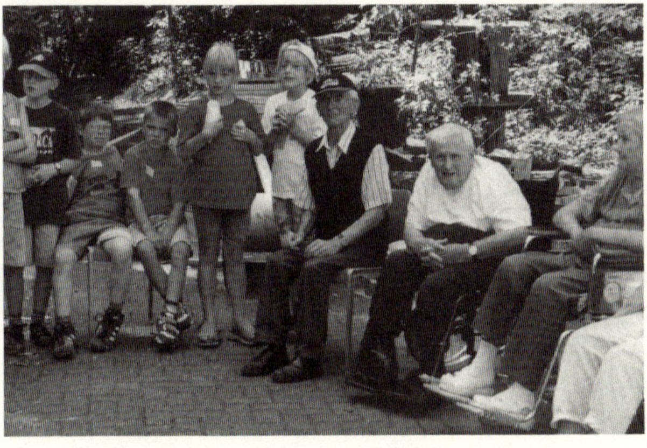

Durch den freien Gestaltungsraum kam es in den Projekten immer wieder vor, dass plötzlich nur noch zwei, drei Kinder dabei waren. Alle anderen waren spurlos verschwunden, im Wald oder anderswo, und eine erholsame Ruhe ließ die alten Menschen wieder zu ihrem geruhsamen Tempo zurückfinden, bis dann plötzlich das Leben wieder aus dem Wald herausbrach, mit neuem Tatendrang, einer Frischzellenkur gleich, in die begonnenen Objekte eintauchte, und der Tatendrang riss dann alle Anwesenden in den Strudel der Geschwindigkeit mit.

Jeder Teilnehmende hat selbst darüber entschieden, wann der Zeitpunkt gekommen war, das Tageswerk zu beschließen, um noch schauend dabei zu sein oder um sich aus dem Kreis zu verabschieden. Dieses tat auch dem am Ende stehenden Abschlusskreis keinen Abbruch. Der Abschlusskreis, in dem gezeigt werden konnte, was im Verlauf der Vormittage entstanden war, war auch immer ein Ort der Selbstexposition. Er hatte dadurch für die, die an ihm teilnahmen, eine hohe Bedeutung und wurde von den Jungen wie den Alten ausgiebig genutzt. Gemeinsames Singen ließ das gemeinsame Tun ausklingen.

Bei der offenen Projektarbeit geht es nicht nur um den Zeitrahmen. Die Projekte sind in sich so gestaltet, dass der Projektverlauf sowie der Inhalt nicht vorab festgelegt sind – die Teilnehmenden gestalten hieran plastisch mit. Als Projektleiter setze ich zwar durch den Titel – hier: „Bildhauerprojekt“ – und die Materialien einen Ausgangspunkt. Die Materialien wähle ich so aus, dass sie möglichst vieles offen lassen. In diesem Projekt waren es: Ton, Ytonstein, Holz, Speckstein, Kabeltrommeln, Schrott, Kisten und ein ganzer Wald voller Materialien. Aus dieser Ausgangssituation heraus darf sich alles entwickeln. Die Materialien sollen lediglich den Prozess anregen, ihnen sollte jedoch möglichst keine Richtung immanent sein. Keine möglichen Gestaltungsmuster vorzugeben, ruft gerade bei den Kindern sehr häufig Irritationen hervor, sind sie es doch zumeist gewohnt, dass sie gesagt bekommen, was sie im Kunstunterricht gestalten sollen. Ein „Nun-geht's-los“, ohne Orientierung wohin, ruft zunächst ein Bedürfnis nach Kommunikation hervor. Hier kommt es dann meist schon zu ersten Kontakten zwischen Jung und Alt. Die Alten sind hierin geübter. Sie gehen gelassener in die Situation hinein, haben in ihrem Leben schon oft ohne Außenorientierung einen Weg finden müssen und die Erfahrung gemacht, auch immer irgendwie einen Weg gefunden zu haben. Dieses Vertrauen in die eigene Person und die Zuversicht, dass sich immer ein Weg der Umsetzung findet, überträgt sich auch auf die Jungen und gibt ihnen die Sicherheit, derer sie bedürfen, um ihr kreatives Potenzial voll ausbilden zu können.

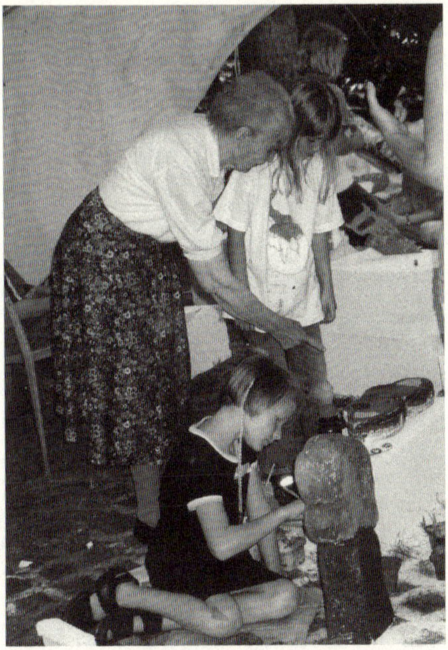

In dieser „ Nicht wissen, wo soll es nun hingehen"- Situation finden sich nun Jung und Alt in dem, was wir Mittelalten so gar nicht gut können: dem „Einfach-drauf-los-Machen". Es werden einige wenige Worte gewechselt und dann fangen sie einfach an. Es werden keine Pläne gemacht. Weder gibt es genaue Absprachen über das Aussehen, noch über Größe und Machart des entstehenden Objektes. Das gemeinsame Tun wird Schritt für Schritt all diese Fragen schon klären. Dieses kommt einem (Ur-)Vertrauen in die eigene Fähigkeit gleich. Sie vertrauen darauf, dass sich die in der Umsetzung der Idee aufkommenden Probleme aus dem Handeln heraus wie von selbst meistern lassen. Es ist wie ein „Was schert mich jetzt schon ein mögliches Problem, das erst beim nächsten Schritt auftauchen wird". Dieses Hineingehen in den künstlerischen Prozess findet in einem Dialog zwischen den Senioren, den Schülern und dem

Material statt. Allein aus diesem dialogischen Prozess erwächst, was entstehen möchte. In diesem Handlungsprozess steckt so viel Schöpferkraft, dass dieser positiv auf die eigene Lebensbewältigung abstrahlt.

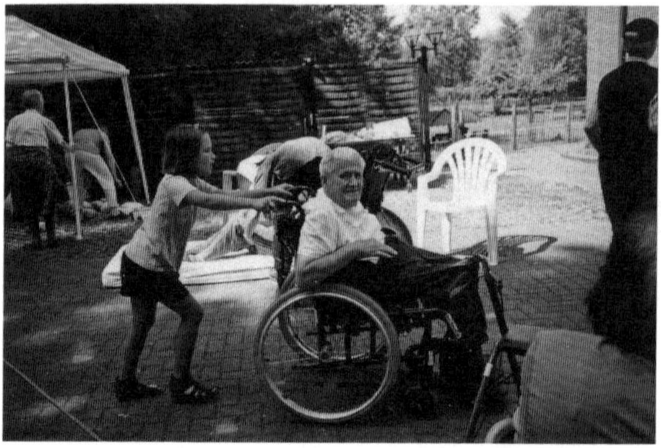

Meine eigene künstlerische Ausbildung und mein eigenes künstlerisches Handeln geben mir als Projektleiter das Vertrauen, dass auch ich die kreative Kraft besitze, aufkommende Situationen gestalten zu können, um auch schon mal den einen oder anderen Lösungsweg aufzeigen zu können, wenn Ideen im Projekt an technischen Schwierigkeiten zu scheitern drohen. Ich selbst weiß über die Ziele der Teilnehmenden und dem, was entstehen soll, zu keinem Zeitpunkt des Projektes mehr als die Teilnehmenden. Es kann und darf auch sein, dass am Ende gar nichts Vorzeigbares entstanden ist. Dieses auszuhalten, vermag auch ich nicht immer. Die Kunst des Sich-Zurücknehmens verlangt eine stete Auseinandersetzung mit mir selbst. Nicht ich will beeindrucken, sondern ich will mich beeindrucken lassen von dem, was um mich ist.

Offen ist auch, ob und wie viel Begegnung es zwischen Jung und Alt gibt. Es gibt über den groben Projektrahmen und den Anfangskreis hinaus keine weiteren Arrangements, die die Begegnung zwischen den Altergruppen künstlich herstellen. Ich rege die Teilnehmenden weder über bestimmte Gruppenkonstellationen noch durch anderweitige Interventionen zu interaktiven Prozessen an.

Die jungen und die alten Menschen sollen sich gegenseitig ihrem Bedürfnis und Tempo gemäß entdecken – oder auch nicht. Mir geht es nicht um angeleitete Begegnungen. Es geht nicht um soziales Verhalten im Sinne des „Jeden-Tag-eine-gute-Tat“, es geht um Beziehungen, um ein Zusammenkommen aus einem inneren Bedürfnis heraus, Neugierde am anderen oder dem Wunsch nach Austausch, Begegnung und Teilhabe an der anderen Weltsicht. Manchmal ist es das Partizipieren-Wollen an der Erfahrung oder der Unbefangenheit. Manchmal geht es darum, zusammen Lösungen für die eigenen oder gemeinsamen Objekte zu finden, und vielleicht geht es ja auch um den Lebensprozess. Gemeinsames Handeln macht es leichter, sich wechselseitig zu begegnen, da die Kommunikation über das Tun geschieht. Das reine Gespräch mit unvertrauten Menschen im Sich-gegenüber-Sitzen fällt sowohl den Kindern als auch den Alten nicht leicht und bekommt im Generationsübergreifenden schnell einen „Frage-Antwort-Charakter“. Gemeinsam handelnd redet es sich leichter, und vor allem gibt es keine, den Fluss unterbrechende Gesprächslücken, denn diese werden durchs Tun ausgefüllt. Die Erfahrung zeigt, dass sich nach anfänglicher Kommunikationszurückhaltung, die geprägt ist von einem langsamen beäugenden Umkreisen durch die Kinder sowie den mit scheuen Blicken reagierenden Alten, im Verlauf des Schaffens immer mehr Nähe zwischen ihnen einstellt, die vielfältige interaktive Prozesse entstehen lässt.

Zunächst geht es meist über einen verbalen Kurzkontakt ins gemeinsame Handeln, und dieses gemeinsame Handeln führt zu immer umfangreicheren Erzählungen beider Altersgruppen. Dieser kommunikative Prozess löst sich dann bisweilen aus dem projektimmanenten Handeln heraus, und es kommt zu einem plaudernden Rückzug in die Zimmer der Bewohner/-innen. Immer wieder entstehen dadurch Beziehungen zwischen den Generationen, die das Projekt überdauern, indem es weiterhin zu Besuchen kommt oder ein Briefkontakt entsteht. An dieser Stelle wird die „Kunstwelt“ Projekt: zum Initial einer Echtwelt der Generationenverbindung. Solche Glücksmomente können entstehen, dürfen aber nicht erwartet werden.

Die von mir durchgeführten intergenerativen Projekte standen jeweils allen Bewohnern/-innen der Pflegeheime offen, somit auch den von Demenz betroffenen Bewohnern/-innen. Hier muss ich die Offenheit ein wenig einschränken: Da diese Menschen eine Unterstützung für den Weg zum Projektort bedürfen, holte ich sie jeweils aus den Zusammenhängen, in denen sie sich gerade bewegten, heraus, um sie ins Projektgeschehen hinein zu begleiten. Dabei habe ich stets wahrzunehmen versucht, ob und wie lange jemand teilnehmen möchte. Hier bin ich notwendigerweise auf meine Wahrnehmung angewiesen, da sie ihre Bedürfnislagen meist nicht mehr verbal äußern können. Für den Zeitraum ihrer Teilnahme wurden die Menschen mit Demenz vollkommen in das Projektgeschehen integriert. Birgit R. Greger formuliert in ihrem Buch Generationenarbeit:[16]

> „Hochgradig dementiell erkrankte Senioren sind in herkömmliche intergenerative Interessengruppen nicht zu integrieren. Schon allein wegen der Verhaltensbesonderheiten, die die Demenz im fortgeschrittenen Stadium in der Regel mit sich bringt, wird die Integration in eine Gruppe mit Kindern oder Jugendlichen unmöglich."

Leider definiert Frau Greger nicht, was sie unter hochgradiger Demenz versteht, denn für die leichteren Formen der Demenz sieht sie durchaus Integrationsmöglichkeiten. Es wird aus ihren Darstellungen nicht deutlich, wo sie welche Grenzen zieht. Zudem beschränkt sie Kommunikation zwischen Kindern und Senioren ausschließlich auf die verbale Ebene. Aus Sicht der Kommunikationswissenschaft wirkt dies ein wenig kurzgegriffen. Nicht nur über das „Man-kann-nicht-nicht-Kommunizieren" von Watzlawick[17] gibt es ein weitergehendes Verständnis von Kommunikation. Neben der verbalen Kommunikation gibt es vielfältige andere Kommunikationsformen eben auch oder gerade mit Menschen mit Demenz, unabhängig davon, wie weit fortgeschritten der demenzielle Prozess gediehen ist.

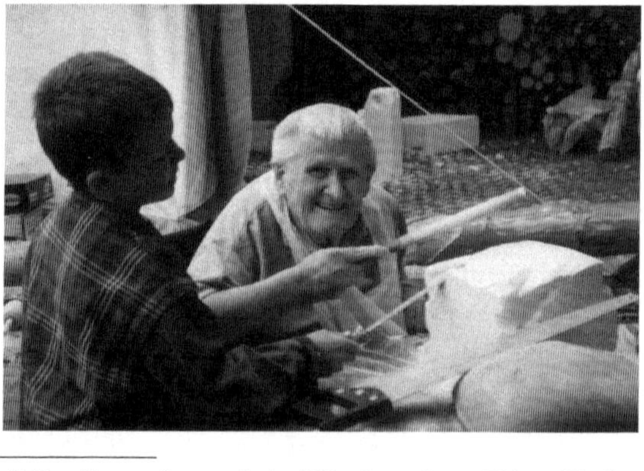

[16] Greger, Birgit R.: Generationenarbeit. München, Jena: Urban Fischer Verlag, 2001, S. 108.

[17] Watzlawik, P.: Menschliche Kommunikation. Bern, 1969.

Meine Erfahrung ist, dass gerade die Begegnung von Menschen mit Demenz und Kindern als sehr positiv zu bewerten ist. Dies hat vielfältige Gründe, die sich mir mit Sicherheit noch nicht alle erschlossen haben. Zunächst gibt es vonseiten der Kinder keine Angst vor Verrücktheit. „Verrückt" ist ein Erwachsenenbegriff. Er beschreibt ein Verhalten, dessen Sinnhaftigkeit der normierten und sozialisierten Logik der Verstandeswelt unzugänglich ist. Kinder bewegen sich hier in ganz anderen Freiheitsgraden. In ihnen leben so viele Fantasiewelten, Geschichten und Verhaltensmöglichkeiten, die sie immer wieder auch ausleben, dass es kaum möglich ist, aus dieser herauszurücken. Kinder – je jünger, desto offener – gehen unbefangen und neugierig mit dem Verhalten der Menschen mit Demenz um. Sie erleben das spezifische Verhalten als Persönlichkeitsausdruck und empfinden es zu der Person als natürlich dazugehörig. Vielleicht empfinden sie sich gar als Leidensgenossen, die von den Erwachsenen einfach nicht verstanden werden.

Gespannt lauschen die Kinder den ausschweifenden Geschichten, den Worten, die scheinbar nicht immer zusammenpassen wollen. Auch können die Kinder hinter die fragmentierten Erzählungen der von Aphasie Betroffenen schauen und scheinbar die emotionale Botschaft erkennen. Sie gehen bereitwillig in die emotionale Kommunikation, scheinen ähnlich den Menschen mit Demenz eine gesteigerte emotionale Empfindsamkeit in sich zu tragen. Andererseits erzählen die Kinder ausführlich ihre Geschichten, erzählen sie dem kindlichen Erleben entsprechend bildhaft und erlebnisbeladen. Es scheint so, als hätten sie all das erlebt, was sie an Geschichten in sich tragen. Sie tauchen im Erzählen in die Geschichten ein und nehmen die von Demenz betroffenen Alten mit auf ihre Reise in die Fantasie. Diese lassen sich gerne entführen. Ich stelle immer wieder fest, dass sie sich dabei sehr nahe kommen können. Vor allem gehen die Kinder im Gestaltungsprozess spielerisch mit der künstlerischen Expression der alten Menschen um, greifen diese auf und führen sie unbefangen weiter, um sie wieder den Menschen mit Demenz anzuvertrauen. Die Objekte dürfen im Fluss entstehen, und das gemeinsame Tun steht nicht unter dem Diktat der Planeinhaltung. Kinder wie auch Menschen mit Demenz leben im Moment. Das Tun wird kaum in den Zeitzusammenhang gestellt. Zukünftiges und Vergangenes ist nicht so bedeutungsschwer wie im mittleren Lebensalter. Der Blick der Kinder ist oft noch nicht – und der der alten Menschen nicht mehr – auf das Endprodukt gerichtet. Das

Tun steht ganz und gar im Vordergrund, und wenn es Spaß macht zu raspeln, wird schon mal ein Ytonstein ohne Bedauern in Mehl verwandelt.

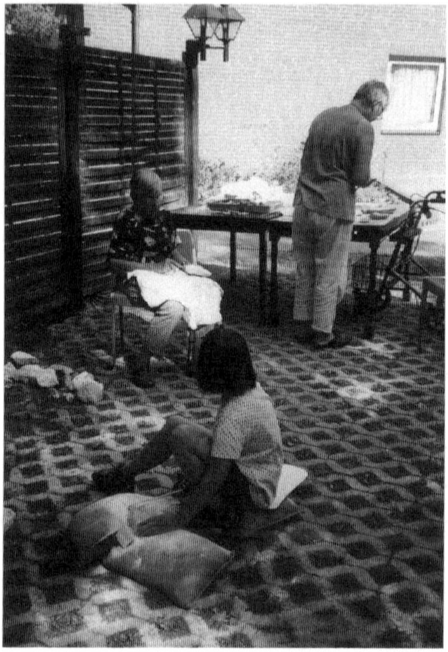

Ich glaube, dass die Kinder aus den Begegnungen mit den Menschen mit Demenz eine größere Toleranz mitnehmen, da diese Menschen die Kausallogik der Erwachsenenwelt, welche diese den Kindern als Wirklichkeit vermitteln will, in Frage stellen. Die Menschen mit Demenz hingegen erleben sich durch die Begegnungen als Persönlichkeit an- und vor allem ernst genommen. Dieses erleben sie in den Momenten, in denen es stattfindet, und ich vermute aus der Beobachtung heraus, dass diese Beziehung auch noch darüber hinausstrahlt.

Ohne Erstaunen und doch als bemerkenswert stelle ich immer wieder fest, dass auch die eher umtriebigen Menschen mit Demenz sich gestaltend und beobachtend die gesamte Zeit – von vier Stunden – über aktiv am Projektverlauf beteiligen. Bei den Handlungen orientieren sie sich häufig an den anderen Teilnehmenden, bringen aber immer Eigenes in die Arbeit ein. Auch versinken sie immer wieder in die Arbeitsabläufe, die ja gerade bei den abtragenden Techniken manchmal langwierig sind. Diese stete Fortwährend-das-Gleiche-Tun, z. B. Schleifen, gibt ihnen die Sicherheit, den Arbeitsprozess bewältigen zu können. Die Kontinuität des Handelns bleibt für einen längeren Zeitraum erhalten, und nicht immer neue Arbeitsschritte müssen erfasst, umgesetzt und wieder losgelassen werden.

In der Eigenwahrnehmung erleben sich Menschen mit Demenz in der Regel als wesentlich jünger, als sie nach Lebensjahren sind. Welchen Einfluss hat es nun auf die intergenerative Arbeit, wenn die Dame im Bild (vorherige Seite) sich selbst als Endzwanzigerin sieht? Zu was wird das Kind in ihrem inneren Erleben, und mit welchem Blick sieht sie die anderen Senioren, die teilnehmen? Wird sie durch das Mädchen an ihre eigene Tochter erinnert, wird sie somit wieder zur Mutter, die mit ihrer Tochter zusammen schöpferisch wirkt? Vielleicht werden Erinnerungen wachgerufen, die in dem gemeinsamen Handeln bearbeitet werden oder es kommen neue, vielleicht bis dahin verborgene Erinnerungen hervor? Erlebt sie sich mit dem Kind als gleichaltrig und taucht zusammen mit ihm in einen gleichberechtigten Handlungsraum ein? Wird die Projektbegleiterin im Hintergrund als erfahrene ältere Dame gesehen, von der sich gut Ratschläge einholen lassen? Auf diese Fragen kann ich keine Antworten geben. Ich kann nur beobachten, dass viele der Menschen mit Demenz das Zusammensein mit den Kindern genießen, dass sie die Handlungsimpulse der Kinder aufgreifen und sich an ihnen orientierend in die Gestaltung begeben. Bei diesem Prozess werden auch auf der verbalen Ebene schon verloren geglaubte Fähigkeiten sichtbar. In dieser scheinbar freien Begegnung zwischen Menschen mit Demenz und Kindern haben die verlangsamten und mit Unsicherheit verbundenen Ausdrucksbereiche einen Entfaltungsraum.

Warum nun gerade ein plastisches Projekt, ja sogar ein Bildhauerprojekt? Da bei einem Besuch der Schüler im Heim von diesen der Wunsch aufkam, auch einmal in dem dortigen Atelier arbeiten zu wollen, entstand im gemeinsamen Gespräch mit der Lehrerin die Idee zum Bildhauerprojekt. Das Bildhauen bietet sich gegenüber dem Malen deshalb an, da es – meiner Erfahrung nach – freier von vorgefertigten Bildern, vor allem bei den Kindern ist, die zumeist auch schon im Grundschulalter „kunstunterrichtsgeschädigt“ sind und sich nicht mehr unbefangen auf den Schaffensprozess einlassen können. Die Bildhauerei ist von ihnen dagegen meist noch nicht mit inneren Bildern belegt. Auch für die meisten der teilnehmenden alten Menschen ist die Bildhauerei ein völlig neues Feld.

Weiterhin lassen sich in der Regel Männer über die eher handwerklich geprägte Bildhauerei leichter in ein Kunstprojekt einbinden. Tatsächlich fühlten sich die meisten Frauen dann auch mehr von der seidigen Oberfläche des Specksteines angesprochen, während die Männer den rauen Ytong vorzogen, sich in die Holzbildhauerei hineinbegaben oder mit handwerklichen Tipps und Tricks zur Verwirklichung der Objekte beitrugen.

Für die Menschen mit Demenz hat sich die abbauende Tätigkeit an weicheren Materialien sehr bewährt, denn dabei muss kein unstrukturiertes Etwas strukturiert werden, sondern schon zu Beginn ist Fertiges, z. B. ein schön geformter Speckstein, vorhanden.

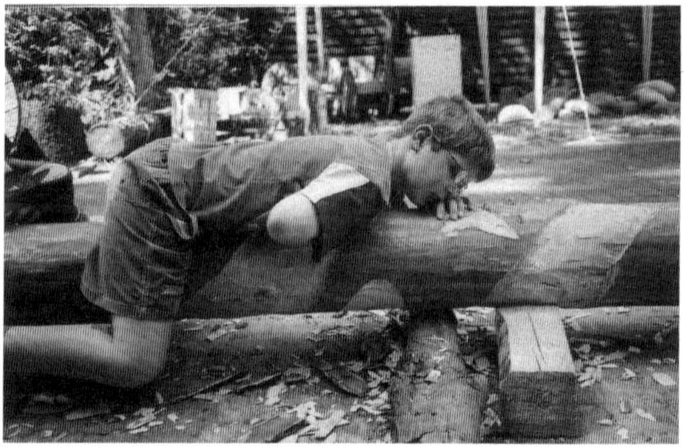

An dieser äußeren Form orientierend, gestalteten sie durch freies Wegnehmen des Materiales in einer langsamen Metamorphose die Steinform in eine andere äußere Gestalt. Wahrscheinlich wurde dabei nicht nach einer festen Vorstellung gearbeitet. Die Bewohner/-innen ließen sich – so meine Vermutung – von dem Vorhandenden inspirieren und begannen dann, durch eigenes Handeln Veränderungen hervorzurufen, die mehr oder weniger bewusst wahrgenommen wurden. Auch die neue Form rief einen neuen Handlungsimpuls hervor usw. Damit entstanden die Objekte ausschließlich aus dem Moment heraus. Der jeweilige Moment schien losgelöst von Vergangenheit und Zukunft, und doch gab es fast immer einen Punkt, an dem der Gestaltungsprozess als beendet angesehen wurde. Wenn ich auf meine Begleitung der Menschen mit Demenz in der Projektwoche zurückschaue, habe ich das Gefühl, dass auch ich die Wahrnehmungs- und Orientierungsfähigkeiten der Menschen mit Demenz immer wieder unterschätzte.

Ein weiterer Aspekt, der für die Bildhauerei spricht, ist, dass hier große Objekte entstehen können, an deren Entstehensprozess sich mehrere Menschen beteiligen können. Somit entstehen Objekte, an denen die Teilnehmenden das Verbindende in der gemeinsamen Projektwoche erleben und die sie dann in einer langfristigen Präsentation weiter sehen können.

Bei der Entstehung des Totempfahles (s. Abb. S. 156) haben sich mehrere generationsübergreifende Gruppen jeweils ein Motiv für einen Totem überlegt. Nachdem sie in einer Plenumsrunde vorgestellt wurden, überlegten alle gemeinsam, wie die Motive auf dem Stamm zu verteilen seien. In der Auseinandersetzung wurde recht schnell eine Struktur gefunden, die in ihrer Ursprünglichkeit bemerkenswert ist: Unten am Stamm fanden die Fische ihren Platz, die Mitte bildeten die Landlebewesen, wobei die leichteren über den schweren platziert wurden, und die Krone bildeten die Vögel. Verbunden wurden alle Einzelmotive durch eine sich um den Stamm schlängelnde Schlange und einige Ursymbole. An dem Stamm konnten zur gleichen Zeit immer nur wenige Menschen arbeiten. Im Verlauf der Woche wechselten die am Stamm arbeitenden Personen fließend. In gemeinsamer Arbeit wurden so die Motive in den Stamm geschlagen.

Während der gesamten Projektwoche lag dieser Baumstamm im Mittelpunkt des Arbeitsfeldes. Um ihn herum gruppierte sich alles andere und ohne Plan und Absprachen arbeiteten immer ein bis zwei Menschen am Stamm. Alle verfolgten interessiert den Entstehungsprozess. Zuweilen diente der Stamm auch als Ruhefläche nach körperlicher Anstrengung.

Nach der Projektwoche und nach dem die wandernde Ausstellung abgeschlossen war, entschieden die Schüler mit den Senioren zusammen, dass der endgültige Platz des Stammes auf dem Gelände des Heimes sein sollte. Noch heute steht der Totem unweit der Eingangstür und erinnert an die anstrengende Arbeit und das gemeinsame Projekt mit den Kindern. Stolz wird er von den Bewohnern immer wieder Besuchern gezeigt.

Neben gemeinsamen Arbeiten wurde im Projekt immer wieder auch nebeneinander her, an den eigenen persönlichen Objekten gestaltet. Dem persönlichen Ausdruck sollte immer Raum gegeben werden. So können sich die

Teilnehmenden gegenseitig in ihren Werken wahrnehmen oder Vergleiche anstellen. Hierüber kann dann auch eine kritische Auseinandersetzung mit dem eigenen Werk entstehen.

Manchmal „kippte" die Situation auch. Die gleichwertige Begegnung hob sich auf. In einer Situation ging die alte Frau Krüger plötzlich wieder in ihre schon Jahre zurückliegende Lehrerinnenrolle. Sie spielte diese Rolle nicht; sie füllte sie wieder mit ihrer ganzen Person aus. Für mich wurde sie damit in einer gänzlich anderen Rolle sichtbar, die mir ansonsten nicht zugänglich ist. Ihre Erzählungen aus dem eigenen Lehrerdasein zeigten wesentlich weniger auf, was für eine Lehrerin sie mal war, als ihr Rollenverhalten im Projekt.

Eingetaucht in diese Rolle gab sie den Schülern vor, was entstehen sollte, wies den Kindern Aufgaben zu, deren sorgfältige Ausführung sie kritisch begutachtete. Oder sie legte selbst Hand an, um nachzubessern.

In ihrem Handeln war sie so authentisch, dass die Schüler nicht ein einziges Mal ihre Rolle anzweifelten. Zum Erstaunen der Klassenlehrerin wurden die Anweisungen der alten Dame prompt und nach bestem Willen befolgt. Frau Krüger wurde für die Schüler zur Autoritätsperson, nicht weil sie alt ist, sondern weil sie in diesen Momenten sie selbst ist und authentisch die Lehrerin verkörpert. Selbst der nicht gerade sparsame Umgang mit Disziplinierungsmaßnahmen schreckte die Schüler nicht: Im Verlauf der Woche wurde die alte Lehrerin immer mehr umlagert. Alle wollten an ihrem gut strukturierten Vorhaben teilnehmen. Sie repräsentierte in dem wenig strukturierten Projekt einen Gegenpol, den sie bei engeren Vorgaben und Rahmenbedingungen nicht in dieser Form hätte einbringen können. Sie erlebt sich selbst als kompetente und erfahrene Lehrerin, von der die jüngeren Lehrer noch etwas lernen können.

Frau Krüger schien mir für die Schüler eine Qualität zu besitzen, die über das rein autoritäre Verhalten hinausgeht. Die Schüler haben diese Qualität offenbar hoch geschätzt, denn sie hätten die Nähe und die Zusammenarbeit mit ihr ja nicht suchen müssen.

Grundsätzlich schließe ich jede Projektwoche mit einer öffentlichen Präsentation ab. Diese Abschlusspräsentation soll nicht nur den Eltern und Angehörigen zeigen, was in der gemeinsamen Arbeit entstanden ist, sondern darüber hinaus öffentlich auf die Notwendigkeit intergenerativer Begegnungen aufmerksam machen. Über solche öffentlichen Präsentationen und die damit verbundenen Darstellungen in der Presse kann das Bild des pflegebedürftigen hochaltrigen Menschen einmal anders dargestellt werden. Das Bild, dass alte Menschen ausschließlich hilfebedürftig und somit passive Gesellschaftsmitglieder seien, denen hin und wieder mal etwas Aufmunterndes entgegengebracht werden müsse, wird hier aufgebrochen. Als weiterer Effekt wird über diese als Fest gestalteten Präsentationen, aus dem Zweigenerationenprojekt zumindest an einer Stelle ein intergeneratives Projekt. In der Begleitung ihrer Kinder trauen sich auch die jüngeren Erwachsenen mit den Hochbetagten in Kontakt zu treten, mit denen „man" doch gar nichts machen kann und die ihnen irgendwie Angst einflößen. Viele andere Versuche, handelnde Begegnungen zwischen diesen Altersgruppen im Atelier oder dem Gelände eines Altenheimes herzustellen, sind wegen der Angst vor dem Altenheim gescheitert. Bisher ist es mir nicht gelungen, diese Ängste aufzulösen. Mit Hilfe ihrer Kinder können sich auch die Eltern auf die Begegnung einlassen und erschließen sich hierüber neue Erfahrungsräume.

Bei dem beschriebenen Projekt gelang es mir sogar (über viele ermutigende Gespräche mit den Eltern), ein anstehendes Klassenfest auf dem Pflegeheimgelände stattfinden zu lassen. Dabei entstand ein neuer, ganz anderer und sehr freier Erfahrungsraum, in dem es zu konkreten Begegnungen zwischen mehreren Generationen kam. Durch die bewusste Auswahl von Spielen aus vergangenen Zeiten konnte den Kindern ein neuer Erfahrungsschatz vermittelt werden, bei den alten Menschen wurden Erinnerungen an die eigene Kindheit geweckt. Auch bei der Elterngeneration wurden Erinnerungen geweckt, sie kannten die Spiele oft auch noch aus ihrer eigenen Kindheit. Die Eltern haben sie aber aufgrund von gesellschaftlichen Veränderungen nicht mehr an die eigenen Kinder weitergegeben. Gerade durch diese Spiele und den festlichen Rahmen, in dem sie stattfanden, entstanden viele, alle Generationen einbeziehende Gespräche.

So manch ein alter Herr spielte begeistert Fußball mit „den Jungs". Manchmal liefen die alten Männer von außen betrachtet etwas unbeholfen zwischen den Jungs hin und her, aber auch diese hatten Spaß und Freude an solch lockerer Begegnung mit den Alten. Auch konnten die Senioren alte, vergessene Spiele an die Kinder weitergeben, die diese zumeist gleich ausprobierten.

Intergenerative Kunstprojekte ermöglichen einen gleichwertigen gemeinsamen Handlungsraum, in dem durch gestaltende und kreative Begegnungen zwischen den Generationen zum einen über das gemeinsame Tun, zum anderen über die entstehenden Objekte, aber vor allem durch die Gestaltung des Projektes durch die Teilnehmenden Begegnungsräume entstehen. Das Projekt stellt dabei unweigerlich einen inszenierten Raum dar, der vielleicht einen kleinen Impuls für die kulturelle Entwicklung in der Gesellschaft geben kann.

Generell müsste die Frage gestellt werden, wie frei Schüler in der Unterrichtszeit an einer Schulveranstaltung teilnehmen und wie frei sich die Pflegeheimbewohner entscheiden können, wenn ich sie anspreche, bei einem Projekt mitzumachen.

Ich würde die Projekte gerne befreien; sie in die Freiheit entlassen.

Ich möchte sie für alle Generationen vom Kleinkindalter bis zu den Hochbetagten auch mit Demenz öffnen!

Ich wünsche mir, dass sie alle sich für ein Miteinander entscheiden, um im öffentlichen Raum einer Stadt oder Gemeinde zusammen künstlerisch zu wirken und darüber die Kultur prägend – plastisch – zu formen.

Literatur

Böhmisch, L., Blank, K. (1989): Generationenfalle. Frankfurt a. M.

Ganß, Michael (2007): Wo liegt Babylon. Tagungsband der Deutschen Alzheimer Gesellschaft. Demenz – eine Herausforderung für das 21. Jahrhundert. 100 Jahre Alzheimer-Krankheit. Berlin: Deutsche Alzheimer Gesellschaft e.V., S. 117–123

Greger, Birgit R. (2001): Generationenarbeit. München, Jena: Urban Fischer Verlag, S. 108

Flichtner, W. (1987): Gesammelte Schriften. Bd. 4: Die Pädagogische Bewegung. Beiträge – Berichte – Rückblicke. Paderborn, S. 170–231

Flitner, W. (1987): Neue Wege der Erziehung und Selbstbildung. In: Erlinghagen, K. (Hrsg.): Flitner, W.: Gesammelte Schriften. Bd. 4: Die Pädagogische Bewegung. Paderborn

Kant, I. (1983): Ausgewählte pädagogische Schriften. Paderborn

Kinsler, Margit (2002): Alter Macht Kultur – Alterskompetente Menschen als Subjekte einer modernen gesellschaftlichen und kulturellen Praxis. Dissertation an der Universität Regensburg

Linde Matthias (2004): Kunsttherapie mit dementiell Erkrankten. In: Ganß, Michael, und Linde, Matthias: Kunsttherapie mit demenzkranken Menschen. Frankfurt a. M.: Mabuse Verlag, S. 13–29

Rosenmayr, L. (1996): Altern im Lebenslauf. Soziale Position, Konflikt und Liebe in den späten Jahren. Göttingen

Schachtner, Christel (1988): Störfall Alter. Frankfurt a. M.: S. Fischer, S. 111

Schleiermacher, F. E. D. (1983): Ausgewählte pädagogische Schriften. Paderborn

Watzlawik, P. (1969): Menschliche Kommunikation. Bern

Zeman, Peter (2002): Die Zukunft der Altenarbeit. Rahmenbedingungen – Strukturen – Modernisierungsperspektiven (Referat aus Anlass der Mitgliederversammlung der Evangelischen Arbeitsgemeinschaft für Altenarbeit in der EKD – 28./29.10.2002 in Hannover). Hrsg. von der Stiftung für Kirche und Diakonie – In Würde alt werden

Barbara Narr

Schulische Lehrplanthemen als Projektwochen im Altenpflegeheim

Die Idee, im Heim eine Projektwoche zu einem schulischen Lehrplanthema zu machen, wurde aus der Not geboren. Es war eine erfolgreiche Geburt. Seit fast fünfzehn Jahren gibt es zwischen dem Seniorenpflegeheim Lindenriek in Kleinburgwedel bei Hannover und verschiedenen Schulen eine Zusammenarbeit, die sich im Laufe der Jahre intensiviert hat. Dabei galt es immer wieder, die jeweiligen Erfordernisse von Heim und Schule aufeinander abzustimmen und die Angebote entsprechend anzupassen. So sollte in der ersten gemeinsamen Projektwoche von der damals noch bestehenden Orientierungsstufe und dem Heim eigentlich ein Theaterstück zum Thema Schule entstehen. Wir gingen von einer frei verfügbaren Woche aus, sahen uns bereits zum Einstieg in den alten Schulbänken eines nahe gelegenen Heimatmuseums sitzen, schwelgten gedanklich schon in der Herstellung von Mohntinte, freuten uns darauf, mit Gänsefedern unbeholfen über Papier zu kratzen und waren sicher, dass sich in Gesprächsrunden gut spielbare Schulstreiche zutage fördern ließen, die neben amüsanten Episoden sicherlich auch zeitgeschichtliche Unterschiede in den Schulerfahrungen der verschiedenen Generationen versammelt hätten. Schule vor und während des Ersten Weltkrieges, Schule im Dritten Reich, Schule heute, ostpreußische Lehrer neben einer Lesenacht mit Harry Potter oder was damals gerade „in" gewesen sein mag. Wir freuten uns auf diesen wunderbaren Klassiker biografischer Arbeit. Doch die Gesamtkonferenz der Orientierungsstufe beschloss relativ kurzfristig, statt einer Projektwoche mit freiem Kursangebot die Projektwoche zu schulischem Zwecke im engeren Sinne zu nutzen. Das alte Ägypten stand auf dem Lehrplan und sollte bearbeitet werden. Sollte unsere schöne Projektwoche nicht ausfallen, mussten wir uns diesem Thema anschließen und sobald der Entschluss dazu gefallen war, zeigte sich, welches Potenzial in dieser Entscheidung lag.

Der erste Vorteil lag ganz vordergründig in der Entlastung der Lehrerinnen. Die Vorbereitung für eine ohnehin arbeitsreiche Projektwoche fiel nun mit den Vorbereitungen für ein intergeneratives Projekt zusammen. Mussten die Lehrerinnen sonst zuweilen ihr Engagement für das Zusammensein der Jungen mit den Alten im Lehrerzimmer mit heftigen Fürreden für soziales Lernen verteidigen, stärkte ihnen nun der offizielle Lernstoff den Rücken mit ordnungsgemäßer Pflichterfüllung und machte sie so unantastbar.

Der zweite Vorteil ergab sich aus der eigenen Überraschung. Wer aus der Altenarbeit kommt, wird das kennen: Das Repertoire der Themen bei sogenannten „bunten Nachmittagen“ bewegt sich in der Regel in vorhersehbaren Bahnen. Jahreszeitliche und biografische Themen, Schule, Konfirmation, Heirat, alte Schlager und Gedichte, kirchliche Bezüge und Lieder usw. prägen den Kanon unserer Arbeit. Das hat gute Gründe. An all diesen Themen lassen sind zentrale biografische Erlebnisse und Anekdoten festmachen, es sind verlässliche, reiche Themen. Doch nun hatten wir es unverhofft mit geheiligten Mistkäfern, gottgleichen Krokodilen und Katzen zu tun, mit Sonnengöttern und Pharaonen, Pyramiden und Sklavenarbeit, Mumien und Sarkophagen. Das überrascht und Überraschung erfrischt.

Voll Vergnügen und Neugier machten wir uns also an die Umsetzung.

Bei dieser, wie auch bei den folgenden Projektwochen zu den Themen „Römer und Germanen“ und zum „Mittelalter“ war die Tagesstruktur jeweils identisch. Die beteiligte Klasse kam am Morgen ins Haus und die Schüler/-innen hielten vor einer heterogenen Gruppe von 40 bis 50 Bewohnern/-innen kleine Referate. Waren die Klassen neu, so verlief der erste Tag etwas schüchtern, kannten sie uns schon, war der Gang durchs Haus rasch und selbstbewusst, viele Schüler/-innen kamen extra früher, um in bekannter Manier Damen und Herren von ihren Zimmern abzuholen. Dabei gab es immer Favoriten/-innen unter den Bewohnern/-innen und am schönsten war es, wenn die betreffenden Bewohner/-innen dann auch noch eine Fahrt im Fahrstuhl notwendig machten.

Diesem ersten, thematischen Block folgten dann kleine, anschaulich gemachte Referate. Ein Mädchenduo berichtete beispielsweise über ägyptische Pyramiden. Zwei Legomodelle wurden durch die Reihen getragen und die sichtbar gemachten Größenunterschiede zwischen den großen Pyramiden für die Männer und den im Vergleich dazu mickrigen Pyramiden der Frauen einten die Schülerinnen und die alten Damen sofort in übereinstimmender Empörung. Bei der Projektwoche zu Römern und Germanen hüpfte eine Schülerin mit handgefertigten römischen Lederschuhen durch die Reihen und sorgte mit ihrem zarten, wohlgeschmückten und geradezu akrobatisch feilgebotenem Fuß für allgemeines Entzücken. Mit diesem Angebot gut strukturierter, sinnlich erfassbarer Inhalte war den Bewohnern/-innen eine Teilnahme auf verschiedensten Ebenen möglich.

Demente Damen und Herren, die der kognitiven Ebene zum Teil nicht folgen konnten, freuten sich einfach am Dasein der Kinder. Sie hatten ihren Spaß an der unmittelbaren Begegnung. Sie bestaunten die mitgebrachten Gegenstände, den Dolch, der als Museumsreplik mit metallischem Gewicht die Gefährlichkeit der Römer unmittelbar fühlbar machte und der fast schaudernd besehen wurde, oder sie freuten sich an der szenischen Darstellung mittelalterlicher Burgfräuleins.

Bei intellektuell wacheren Damen und Herren wurde eigenes kulturhistorisches Wissen aktiviert. Italienreisen wurden wach, Jahreszahlen, eigener Geschichtsunterricht. „333, Issus Keilerei", aber auch das Lied „Als die Römer frech geworden …". Die Schüler/-innen blieben zwar die Experten/-innen, aber ihr Wissen wurde ergänzt, sie waren nicht die Einzigen, die sich mit römischer Geschichte auseinandersetzten mussten, von ihr begeistert oder auch genervt waren. Das spontan vorgetragene Spottlied fügte der Sache unerwarteten Schwung hinzu und ergänzte die soeben mühsam gelernten Fakten um die reflektierende Distanz des Spottes. Geschichte als Medium freien Umganges. Geschichte aus der Sicht der Germanen – die Unterworfenen rächen sich mit respektlosem Hohn. Davon zeugt das Lied, wenn es auch erst sehr viel später gedichtet wurde und mehr im Lagerfeuerschein von Pfadfindern denn unter den einst geschundenen Stämmen des Teutoburger Waldes gesungen worden sein wird.

Die alten Damen und Herren würdigten die Leistung der Schüler/-innen in hohem Maße. Dass sich die Schüler/-innen durchweg trauten, vor so einer großen Menge relativ frei zu sprechen, imponierte ihnen. Manche gedachten ihrer eigenen Schulzeit mit geradezu wütendem Kommentar: „Wir hätten uns das nie getraut, und über die Römer haben wir immer nur von Schlachten gehört. Wie sie wohnten, sich kleideten, dass die Frauen Belladonna verwendeten, das alles hat uns niemand erzählt – was haben wir eigentlich gelernt?" Solche Bemerkungen sind Randbemerkungen und doch zeigen sie an, dass bewusst und unbewusst schon dieses auch für heutige Schule eher ungewöhnliche Segment sinnlich gestalteten Unterrichtes gängige Klischees auflösen hilft. Zum einen werden die Lehrerinnen wie die Schüler als engagiert erlebt.

Da sind die Kinder nicht einfach Rowdys, vor deren wachsender Jugendlichkeit man sich fürchten muss – keine werdenden Handtaschenräuber und Messerstecher sind hier zu sehen, sondern freundliche, neugierige Kinder. Gleichzeitig schafft die Ambivalenz mit der eigenen Vergangenheit Raum für Neuinterpretationen des eigenen Lebens. Wenn sich statt des regressiven „Früher-war-alles-besser" die eigene Geschichte in ihrer Breite auffächert, wird das Leben erweitert, selbst wenn dabei Negatives zutage kommen sollte.

Gleichzeitig ist die Gegenwart lebenswerter, wenn sie ebenfalls lebendig, also als widersprüchlich und vielfältig erfahrbar wird. Wenn der Umgang mit den Kindern „funktioniert" wie eh und je, können selbst technische Neuerungen, deren unbefangene Nutzung durch die Enkel und Urenkelgeneration in der Regel als fremd und damit bedrohlich erfahren wird, zu etwas werden, dessen man zwar nicht mehr mächtig ist, das aber durchaus noch neugierig machen kann. Statt selbst zur ohnmächtigen Alten degradiert zu sein, kann man es sich leisten, die Schritte der Jungen mit Vergnügen und sogar stolz zu beobachten. Das Handy verliert durch den direkten Kontakt seine entfremdende Macht.

Für die Schüler/-innen wiederum wurden die Alten zur Herausforderung. Die Anweisungen der Lehrerin bei Referaten laut, langsam und deutlich zu sprechen, wurden von den Alten so unmittelbar und gnadenlos eingefordert, dass der Sinn dieser Anweisung unmittelbar einsichtig wurde. Die Schüler/-innen entwickelten von sich aus eigene didaktische Vorstellungen und steigerten sich innerhalb kürzester Zeit in der Präsentation ihrer Referate erheblich. „Meine Klassen sind dafür bekannt, dass sie gut und frei sprechen können – das kommt vom Lindenriek", sagte erst unlängst eine der Lehrerinnen. Dass Eltern mittlerweile fragen, ob ihre Kinder bei eben jener Frau Dutschke in die Klasse kämen und ob sie dann auch ins Lindenriek dürften, ist ein Qualitätsurteil, das für sich spricht.

Was sich hier andeutet, dass nämlich die Möglichkeiten zur Rollenerweiterung, die das offene Miteinander der Alten mit den Jungen bietet, nicht nur für die eigene Person, sondern auch für die inhaltliche Arbeit wichtig werden können, zeigt sich auch in der zweiten Phase der Projektwochentage, dem künstlerisch-handwerklichen Arbeiten. Ich werde darauf zurückkommen.

Altes Ägypten, Römer und Germanen, Mittelalter: Zu allen drei Themen haben wir praktische Einheiten angeboten. Nach dem Block der Referate teilte sich die Klasse. Die eine Hälfte fuhr in die Schule zurück, um dort weiter an Referaten zu arbeiten, die andere Hälfte der Klasse blieb im Haus, um mit denjenigen Damen und Herren, die dazu Lust hatten, künstlerisch-handwerklich zu arbeiten. Nach der Hälfte der Woche wechselten die Schülergruppen. Bei unseren künstlerisch-handwerklichen Angeboten haben wir immer versucht, die Schwierigkeitsgrade so zu staffeln, dass leichte Einstiege möglich waren, aus denen sich dann differenziertere, eigenständige Arbeitsgänge entwickeln ließen.

Ein Beispiel: Gruppenarbeit zum Alten Ägypten. Vorbereitet sind die Rohformen für einen Sarkophag. Unterteil und Deckel sind aus Kaninchendraht gefertigt. Für die Bewohner/-innen und Schüler/-innen gilt es zunächst, diese Rohform mit Zeitungspapier zum Gefäß zu ummanteln. Zeitungspapier reißen, einkleistern, am Draht befestigen. Einfache Arbeitsschritte sind das, die von fast allen ausgeführt werden können. Die Drahtformen liegen rollstuhlgerecht auf niedrigen Tischen. Wem das Reißen des Zeitungspapieres zu fremd, zu unordentlich ist, der kann mit der Schere arbeiten. Manchmal mögen die Alten, vor allem die lebenslang zur Sparsamkeit gezwungenen Hausfrauen oder Damen und Herren mit beginnender, sie beunruhigender Demenz diese klaren Strukturen lieber. Klarheit bedeutet hier Sicherheit. Zweierteamwork ist möglich. Eine reißt, einer klebt, die Arbeit lässt sich ergänzen, Arbeitsgespräche entstehen. Wenn es irgend geht, setzen wir die Alten und die Jungen streng abwechselnd, unterbinden die sonst rasch entstehende Grüppchenbildungen nach Generationen mit autoritärer Strenge. Oft stellen wir die Schüler/-innen und die Damen einander vor, verpflichten sie sozusagen als Duo. Das mag sehr banal klingen, ist m. E. aber ungemein wichtig und war zu Beginn nicht für alle Projektpartner/-innen selbstverständlich. Immer wieder haben wir es z. B. erlebt, dass den Kindern aus dem Kindergarten die Damen nicht mit ihrem Namen vorgestellt wurden, sondern es hieß nur: „Katrin, du hilfst der Oma …“ So etwas wird in Holland „vooroerdeelsbevestigend“ – vorurteilsverstärkend – genannt und ist wenig hilfreich. Es zeigt aber, dass selbstverständlich auch Projektpartner/-innen erst mit der neuen Klientel warm werden müssen. Das scheint eine banale Erkenntnis, aber es gilt, ihr Rechnung zu tragen.

Wer zum ersten Mal in ein Pflegeheim kommt, nimmt die zunächst als anonyme Menge wirkenden Senioren/-innen oft nur unter dem Blick der Krankheit, des „versammelten Elends" wahr. Dieser Blick verliert sich, weitet sich mit der ersten Begegnung. Wenn die Alten wieder zu Persönlichkeiten werden und die Projektpartner/-innen „Feuer" gefangen haben, kommen sie nicht nur aus vorsätzlich guter Absicht, sondern aus Faszination und Neugier. Das teilt sich den Kindern und Schülern/-innen unmittelbar mit und der Prozess der Annäherung beschleunigt sich allseits.

Umgekehrt tritt die professionelle Einäugigkeit natürlich ebenso auf. Ich erinnere mich gut an ein Theaterprojekt, bei dem uns der in diesem Buch ebenfalls berichtende Jens Clausen zur Seite stand.

In der Phase des Geschichtensammelns sammelte ich, wie ich es von meinen Alten gewohnt war: mit der größten Ruhe. Ich gab Raum, fragte nach, nahm Anregungen auf, erzählte die Geschichten noch einmal laut für alle, gab neue Stichworte, kurz ich nahm mir „alle Zeit der Welt". Diese Zeit wurde von den Kindern munter gefüllt. Sie überschlugen sich mit Vorschlägen, hatten immer irrsinnigere Ideen, was man noch alles spielen könnte und welche Rolle sie unbedingt auch noch haben müssten. Wie gut, dass mich Jens Clausen dann in der Nachbesprechung dieser Einseitigkeit in der Didaktik überführte. Die intergenerative Arbeit, die vielfach auch eine multiprofessionelle Arbeit ist, kann also – wenn sie gut läuft – auch Elemente einer Supervision haben.

Doch zurück zum „Alten Ägypten". Am zweiten Tag der Woche wurden die – mittlerweile von uns grundierten – Sarkophage bemalt. Dabei gab es Schüler und Bewohner, die sich bei anfänglich geringer Traute zunächst nur daran machten, einen Teil des Sarkophages mit dickem Pinsel golden zu malen. War die goldene Fläche fertig, folgte fast bei allen eine Idee, wie sie zu verzieren sei. Blau musste hinzu. Die Augen Tutenchamuns wurden bemalt, Kataloge mit Vorbildern gewälzt und in freier Interpretation abgewandelt. Eine der Alten machte in dieser Woche keinen Mittagsschlaf, sondern malte ohne Pause am Unterteil des Sarkophages und wurde dabei mit stiller Arbeitslust immer farbenfroher.

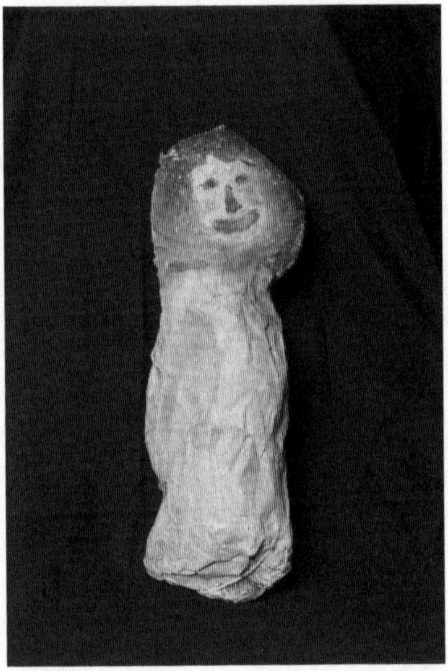

Die künstlerische Vielfalt, die in diesen thematischen Projektwochen, aber auch in kleinen Nachmittagsveranstaltungen, bei der Vorbereitung für Theaterstücke, im Kulissen- und Maskenbau entstanden ist, leitet sich, davon bin ich überzeugt, aus der offenen, werkstattartigen Atmosphäre ab, die durch die Unterschiedlichkeit der Teilnehmer/-innen rasch entstehen kann. Die Jungen wie die Alten verhelfen sich gegenseitig zu neuen Rollen. Immer wieder haben wir es beispielsweise erlebt, dass Bewohner/-innen, die nie zur wöchentlichen Malgruppe zu locken gewesen wären, im Beisein der Kinder den Umgang mit Farbe für sich entdeckt und anschließend beibehalten haben. Oder wir haben es erlebt, dass Schüler, die uns von den Lehrerinnen vorher als problematisch geschildert wurden, in der Obhut 90-jähriger Damen ganz selbstverständlich bei der Sache waren. Zuweilen schien es, dass besonders Kinder aus schwierigen familiären Situationen sich geradezu Ersatzgroßmütter gesucht haben, die sie dann auch anschließend besucht und bei denen sie die ungemeine Offenheit, zu der viele Alte fähig sind, genossen haben.

Der Umgang mit heterogenen Gruppen, das lehren die Erfahrungen in den Integrationsklassen mit behinderten Schüler/-innen schon lange, verändert die Norm. Norm ist dann nicht mehr Normerfüllung im Sinne eines vorher festgelegten Arbeits- oder Lernprogrammes, sondern Norm orientiert sich an den persönlichen Möglichkeiten und den Gesetzen des angestrebten Projektes. Für eine solche Beziehung zwischen den persönlichen Fähigkeiten und den Gegebenheiten eines Materials, der sich entwickelnden Idee, ist Kunst geradezu prädestiniert. Kunst ist individueller Ausdruck, der zu dem vorhandenen Material ebenso in Beziehungen steht wie zu zeitgeschichtlich relevanten Ästhetikvorstellungen, Moden und Bildbedürfnissen. Die Kunst, selbst wenn sie nur in so bescheidenem Gewand wie dem des Sarkophages aus Zeitungspapier daherkommt, ist also ein Vehikel, dass das Miteinander der Generationen, das Miteinander von Menschen mit unterschiedlichsten Vorerfahrungen und Fähigkeiten fördert. Die Toleranz wiederum, die im offensiv erklärten Umgang der Alten mit den Jungen, der Schlaganfallbehinderten mit den Hyperaktiven, den spontan handelnden Dementen mit den planerisch erfahrenen Alten waltet, ermöglicht der Kunst freiere Ausdrucksformen, als sie sonst in einem so kurzen Zeitraum entstehen könnten.

Das mag etwas hochtrabend klingen, aber ich trabe deshalb so hoch zu Ross daher, weil es mir zum einen sinnvoll scheint, die unterschiedlichen Methoden, die sich in der intergenerativen Arbeit bewährt haben, auf die Nuancen, die man mit ihnen erzielen kann, abzuklopfen. Zum anderen aber sind wir alle in der Praxis immer wieder genötigt, den vermeintlichen Luxus solcher Projekte nachzuweisen. Wenn ich für die Schule belegen kann, dass das, was die Schüler/-innen aus einer Projektwoche im Seniorenpflegeheim an Erfahrungen mitbringen, überaus reich ist, weil sich die Komponenten sozialen, künstlerischen und intellektuellen Lernens gegenseitig steigern, so erleichtert das den Lehrerinnen ihre (Überzeugungs-)Arbeit.

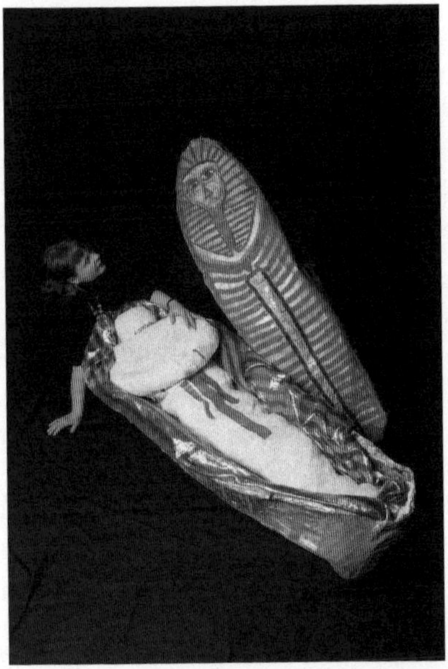

Wenn die Schüler/-innen, die bei der Woche zum Alten Ägypten ihre Gipsbinden umwickelte Mumie noch mit einer Kette aus Goldpapier schmücken und ihr anschließend noch eine Totenmaske malen wollen, so vollziehen sie dabei unbewusst einen Teil des Ritus, der den Umgang mit dem Tod in dieser Hochkultur der Sterberituale auszeichnet. Dem Unfassbaren eine Form geben, das Schwere schmücken, das sind zentrale Elemente von Kunst und Kunsttherapie. Gerade in einem Pflegeheim sind solche Rituale notwendig. Der Umgang mit dem Leben und dem Sterben war nicht Hauptthema der Projektwoche, aber er schwang mit. Unzählige Sprüche mittelalteriger Mitarbeiter/-innen haben dies belegt: „Na, wen habt ihr denn da in den Sarg gelegt?“, wird da gefragt und die Presse titelt: „Mumienbau im Pflegeheim!“ Auffällig war dabei, dass weder die Kinder noch die Alten mit dem Thema Mühe hatten, wohl aber Außenstehende und zum Teil auch Mitarbeiter/-innen der Pflege. Die Hemmschwelle im Umgang mit Alter, Krankheit und Tod, die sich hier in – zugegebenermaßen naheliegenden – zuweilen leicht makaberen Witzen zeigte, ist charakteristisch und sie unterstreicht noch einmal, wie wohltuend und wie wichtig der Kontakt zwischen den Jungen und den Alten ist.

Doch zurück zu den kleinen Arbeitseinheiten der Projektwochen: Zur Anregung addiere ich nun einfach die von uns angebotenen Techniken.

Altes Ägypten

Als leicht nachvollziehbare Arbeitsformen entstanden parallel zum Sarkophagbau tapetenartige Rollbilder mit ägyptischen Motiven. Dafür hatten wir Motive in Korken geschnitten und diese zu kleinen Walzen umfunktioniert. Als Arbeitsgang war dies in der Vorbereitung etwas aufwendig und nur bedingt zuverlässig, für einige, sehr ängstliche Bewohner/-innen aber ein guter Einstieg. Papiere wurden handgeschöpft, wobei die Schüler, vor allem die „Jungs“ den Zauberstab, mit dem die Papiermasse zerkleinert wurde, zu Hochformen auflaufen ließen und dazu Motorgeräusche anstimmten, als handele es sich um ein PS-starkes Motorradrennen. Die handgeschöpften Papiere wurden dann als Ersatzpapyrus mit Hieroglyphen bemalt oder bestempelt. Es entstanden kleine Gottheiten aus Zeitungspapier und Gips und in einer Gruppenarbeit wurde die bereits erwähnte große Mumie hergestellt.

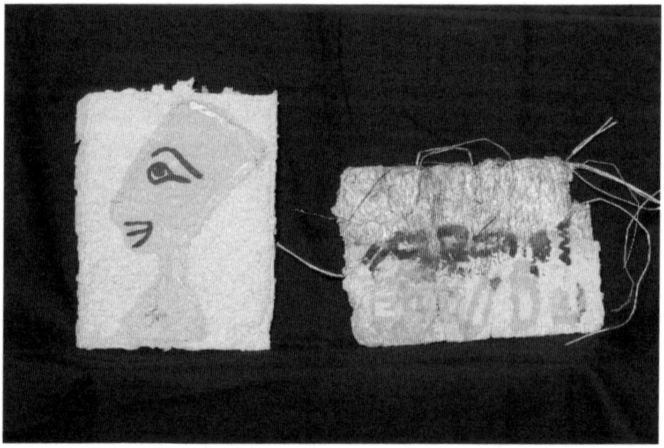

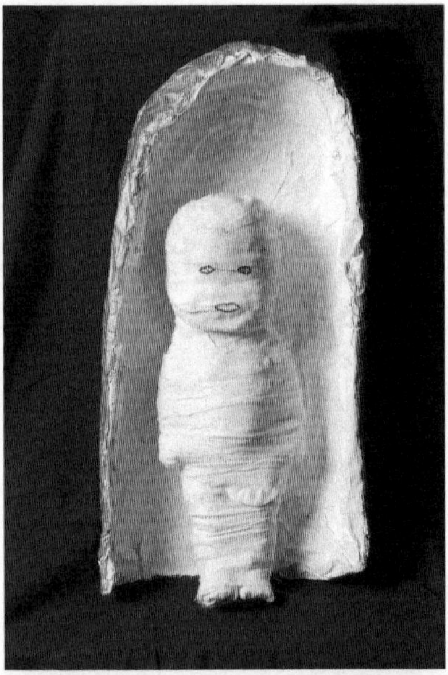

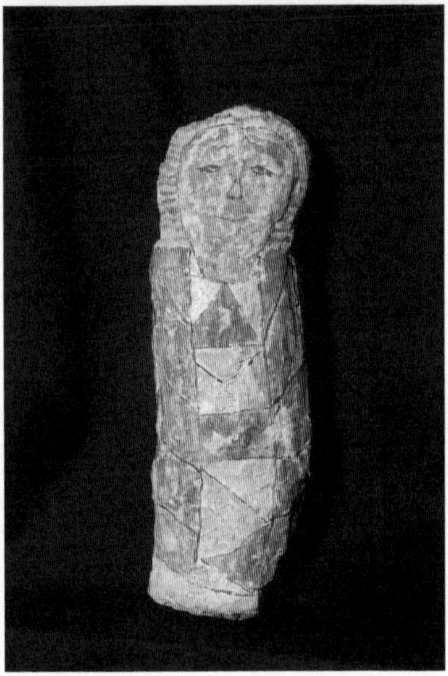

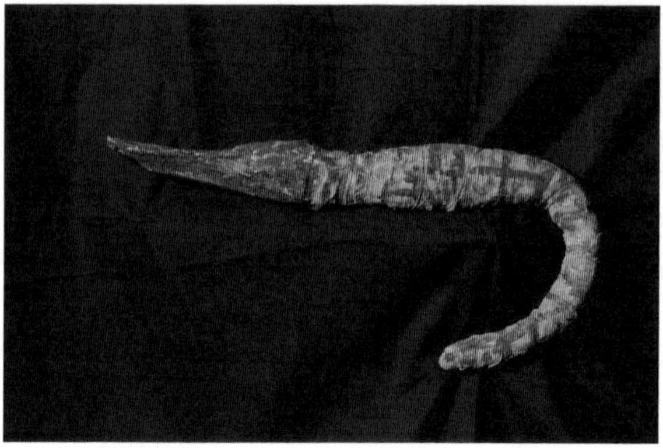

Römer und Germanen

Analog zum Sarkophagbau wurden die Figuren einer Römerin und eines Germanen gebaut und bemalt. Als steigerungsfähige Technik boten wir kleine Töpfereien an. Themen dazu: römisches Spielzeug (Würfel, Knobelbecher aus Aufbaukeramik), Tierfiguren, Öllampen. Metallarbeiten für „fittere" Bewohner/-innen und Schüler/-innen: Schmuck aus Kupferblech, mit Schaschlikspießen ziseliert, mit Filzstift zu edelsteinträchtigem Schmuck geadelt. Sehr gut als Zweierduo einsetzbar: Mosaike aus vorher zu bemalenden Tonsteinchen. Hier ergaben sich unterschiedlichste Formen des Teamworks, vom schlichten Anmalen als Hilfstätigkeit bis zur diskussionsreichen Abstimmung von Mustern und Ornamenten. Auch dabei haben wir uns nicht sonderlich an römische Mosaike gehalten, sondern von den Beteiligten selbst gewählte Motive mit möglichst schlichten Formen gefördert (Schmetterling, Schiff usw.).

Mittelalter

Schwerpunkt: Wollewaschen, Färben und Filzen. Weniger Kunst, aber ein Handwerk, das es in sich hat. Welcher Genuss allein das Waschen der Rohwolle. Langfaserige, zum Filzen zwar ungeeignete, aber wundervoll verdreckte Wolle. Schon nach kurzem Anfassen ist die ganze Hand eingeölt – starker Geruch, Sinnlichkeit – von den Kindern vielfach erst widerstrebend, dann durchaus auch lustvoll erfahren. Dazu Kräuter zerreiben, Efeu, Goldrute usw. Dampfende, kochende Wolle. Färben. Spannung, wie es wohl wird. Überall hängt Wolle zum Trocknen. Der ganze Saal füllt sich. Allein das Beschaffen der Wolle war spannend und falls ich zukünftig Tauben oder Gänseeier, Riesenboviste oder Kürbisse brauche, weiß ich, welche der Altenpflegerinnen auf einem pflanzen- und tierreichen Hof wohnt und diesbezüglich fast alles für uns beschaffen kann. Das Filzen der Wolle, die verwendeten Waschbretter rufen bei den Alten Erinnerungen an frühere Waschtage hervor, das Spinnrad erinnert an Mütter und Großmütter. Als komplexere Arbeitsform Marionettenbau, Ritter und Burgfräulein.

Am Ende aller Projektwochen haben wir die entstandenen Produkte in einer Ausstellung präsentiert, Eltern und Geschwister waren zum feierlich-vergnügten Abschluss geladen, Bilder der Woche ließen das Geschehen nachvollziehbar werden. Der große Saal in der Mitte des Hauses war gefüllt. Gefüllt mit Objekten und Bildern, die Zeugnis von der Dichte einer intensiven, ereignisreichen Woche ablegten.

Vielleicht ist es schon bei dieser Aufzählung spürbar geworden: Der Genuss einer Projektwoche lässt sich für mich am besten atmosphärisch fassen. Auch bei den Projektwochen gibt es die eine oder andere spannende Anekdote zu erzählen, aber im Vergleich mit den biografisch orientierten Projekten tritt diese Facette intergenerativer Arbeit in den Hintergrund. Beim Schreiben dieses Textes ist mir noch einmal deutlich geworden, wie unterschiedlich die Beziehungen sind, die von den verschiedenen Arbeitsformen gefördert werden.

In der intergenerativen Arbeit gab es einmal Begegnungen, die sozusagen rein in dem unmittelbaren Kontakt eines Menschen mit einem anderen Menschen bestanden. Vielleicht am sichtbarsten, sozusagen am reinsten gab es solche Begegnungen zwischen Kindergartenkindern und dementen Bewohnern/-innen. Freude am Menschen, strahlen, Nähe, Glücksmomente.

Bei den künstlerisch-handwerklichen Angeboten, sei es im Rahmen einer Projektwoche, sei es als Einzelaktion mit Schülern/-innen oder Konfirmanden, gab es dann die Arbeitsgespräche, das gemeinsame Betreten von Neuland und das gemeinsame Lösen von dabei auftretenden Schwierigkeiten. Bewohner/-innen wie Schüler/-innen haben zum ersten Mal Metallschmuck gemacht oder Wolle gefilzt, es galt also für alle gleichermaßen, die technischen und gestalterischen Probleme zu bewältigen. Bei diesen Projekten gab es auch privaten Kontakt, der vielfach durch die bereits erwähnten Einzelbesuche der Schüler/-innen am Anfang oder Ende des Arbeitsganges intensiviert wurde. Das waren gute Kontakte, aber sozusagen im üblichen Rahmen. Fragen nach dem Befinden in der Schule, nach Geschwistern und Hobbys prägten die Gespräche, die Alten zeigten sich als Gastgeber/-innen und beschenkten ihre jungen Besucher/-innen.

Die dritte Ebene ergab sich am stärksten in den Projekten, die die beiden Generationen in ihrem spezifischen Wissen präsent werden ließen. Dann kam für die Schüler das Element historischer Neugier und Achtung hinzu. Was die Alten alles erlebt haben und was sie zu erzählen wissen. Die Verquickung von biografischer Arbeit, von Kunst und Theater stellt für mich daher nach wie vor die „gewinnträchtigste Form" intergenerativen Arbeitens dar. Das soll aber nicht heißen, das andere Formen nicht ebenso sinnvoll sein können. Es gilt, die Projekte den Umständen anzupassen. In einem Jahr reicht es „nur" zum gemeinsamen Lebkuchenbacken, im nächsten mag ein größeres Projekt realisierbar sein. Immer aber ist das Zusammensein der Alten mit den Jungen eine Bereicherung und schärft auch für uns, die mittelalterigen Projektteilnehmer/-innen, das Gefühl für die eigene Sozialisation, den eigenen Lebenszusammenhang. Das Leben im Heim, die Arbeit im Heim wird reicher.

Elke Laudan

Farbe begleitet uns durchs Leben – intergenerative Zusammenarbeit des Städtischen Kindergartens „Abenteuerland" Beethovenstraße und des OSTE-MED Haus im Park, Bremervörde[1]

Seit 18 Jahren besteht der Kontakt zwischen dem Kindergarten und dem Altenpflege- und Wohnheim „OSTE-MED Haus im Park". Die Grundstücke grenzen aneinander und sind durch ein Tor verbunden.

Jeder Weg beginnt mit dem ersten Schritt

Anfänglich bestand der Kontakt aus gelegentlichen Besuchen zu Festlichkeiten, wie z. B. Geburtstagen im Altenheim oder Festen im Kindergarten. Dieses befriedigte uns nicht, da keine Kontinuität bestand und es schwer war, daraus eine sinnvolle pädagogische Arbeit zu entwickeln.

In der Folge bildeten wir Patenschaften zu einigen Bewohnern des Hauses. Aber auch dieses stellte sich bald als schwierig heraus. Einige Erzieherinnen hatten Berührungsängste, und dies überforderte sie, eine Beziehung zu den alten Menschen aufzubauen. Schwierig war auch, dass die Senioren zum Teil sehr zurückhaltend waren und die Kinder kein Interesse zeigten. Außerdem ging die Aktivität überwiegend vom Kindergarten aus, sodass es für mich teilweise schwierig war, die Mitarbeiterinnen zu motivieren, weiter die regelmäßigen Besuche aufrechtzuerhalten. Nachdem einige der Senioren verstorben waren, zu denen Patenschaften bestanden, überlegten wir uns ein neues Konzept, um weiterhin eine generationenverbindende Aktivität aufrechterhalten zu können.

[1] Carin Broich betrachtet das Projekt im nachfolgenden Beitrag aus kunsttherapeutischer Perspektive.

Bildung im Kindergarten

Die Tageseinrichtungen für Kinder haben nach dem KJHG § 22 und dem Gesetz über Tageseinrichtungen für Kinder in Niedersachsen einen Betreuungs-, Bildungs- und Erziehungsauftrag zu erfüllen. Die intergenerative Zusammenarbeit ist unter anderem eine gute Möglichkeit, diesem Auftrag gerecht zu werden. In der Arbeit in unserer Tagesstätte bieten wir unterschiedliche Lernfelder an, wie: die Besuche auf den Stationen des Altenheimes, die unterschiedlichen Projekte und eine kontinuierliche Malgruppe. Mit diesem Angebot bieten wir unterschiedliche Lernmöglichkeiten:

- Die Kinder werden an sozial verantwortliches Handeln herangeführt.
- Die Erlebnisfähigkeit, Kreativität und Fantasie wird gefördert.
- Der natürliche Wissensdrang und die Freude am Lernen werden gepflegt.
- Der Umgang unterschiedlicher Generationen wird gefördert.

Um die Mitarbeiterinnen zu entlasten, aber weiter mit den alten Menschen in Kontakt zu bleiben und gleichzeitig die Beziehung zu Senioren zu pflegen und zu vertiefen, übernahm ich diesen Aufgabenbereich. Mit einer Gruppe von Kindern besuchte ich die Bewohner ein- bis zweimal wöchentlich auf den Pflegestationen, um mit ihnen zu spielen, zu singen oder zu erzählen. Dieses war ein erfolgversprechender Weg. Durch diese regelmäßigen Besuche des Kindergartens entstand Vertrauen. Zwischen Kindern und alten Leuten wurden Unsicherheiten abgebaut. Die Kinder erlebten, dass es Menschen gibt, die immer das Gleiche fragen, aber trotzdem liebenswert sind. Sie lernten einen Lebensraum kennen, der sich von ihrem eigenen vollkommen unterscheidet. Die Kinder verwickelten durch ihre einfachen Fragen und die kindliche Neugier die alten Menschen in Gespräche und erfuhren so einiges aus dem Leben der Bewohner. Die Bewohner auf den Stationen freuten sich auf die Besuche der Kinder, da es für sie eine lebendige Abwechslung in ihrem Alltag bedeutete. Unser Ziel war auch, dass ab und zu Senioren zu uns in die Einrichtung kommen, damit sie den Kindergarten kennenlernen. Teilweise kamen Zivildienstleistende mit den Rollstuhlfahrern in den Kindergarten, was sich aber als sehr schwierig erwies, da wir keine Rampe besitzen, um die Rollstühle in den Kindergarten zu befördern. Unser Kindergarten ist ein Altbau und nur über einen Treppenaufgang zu betreten. Leider finden diese Besuche mittlerweile fast nicht mehr statt, auch im Sommer nicht, wenn die Kinder im Außengelände spielen. Aus personellen Gründen können die Senioren nicht mehr in den Kindergarten gebracht werden. Somit sind die Besuche einseitig geworden, da die alten Menschen auf Hilfe angewiesen sind und nicht allein kommen können.

Farben begleiten uns durchs Leben

Aus den regelmäßigen Besuchen auf den Stationen entstand die Idee, ein intergeneratives Kunstprojekt durchzuführen. Unser Kindergarten arbeitet nach dem Konzept der offenen Gruppenarbeit. Die Kinder können frei zwischen den unterschiedlichen Angeboten in unserer pädagogischen Arbeit wählen. Dadurch war vielen Kindern ein Teil der Bewohner und das Gelände des OSTE-MED Haus im Park vertraut.

Das Kunstprojekt wurde mit drei Erzieherinnen und dem Kunsttherapeuten M. Ganß vorbereitet. Außerdem fanden planende Gespräche mit einigen Mitarbeitern/-innen des Altenheimes statt. Es stand fest, dass unser Projekt im Altenheim stattfinden würde. Wir mussten berücksichtigen, dass einige alte Menschen gehbehindert waren oder sich im Laufe des Vormittages evtl. zurückziehen wollten.

Die Kosten für unser erstes Projekt wurden durch Bremervörder Sponsoren gedeckt.

Wir starteten das Malprojekt unter dem Thema:

Gefühle – Farben – Kinder – und Senioren

An dem Projekt nahmen in der Regel immer die gleichen Kinder und Erwachsenen teil. Für fünf Tage verbrachten fünfundzwanzig Kinder und elf Senioren gemeinsam den Vormittag. Der Tag war in feste Rituale eingebunden. Jeder Morgen wurde mit dem gleichen Begrüßungslied begonnen und mit einem Abschiedslied beendet. Diese beiden Rituale waren sehr wichtig, denn in der heutigen Zeit finden Kinder kaum noch festgelegte Rituale. Sie bieten ihnen Halt und Orientierung. Alle Teilnehmenden wussten: „Jetzt beginnt unser gemeinsamer Tag“, und nach dem Abschiedslied ist er beendet. Allein das Singen bereitete Kindern und Senioren viel Freude. Während des Malprojektes lernten die alten und jungen Teilnehmer/-innen unterschiedliche Maltechniken kennen, wie z. B. Monotypie, Malen nach Musik oder nach Vorgabe eines bestimmten Themas. Nicht nur das gemeinsame Tun stand im Vordergrund, sondern die Erfahrungen, die unterschiedliche Generationen miteinander sammelten, waren sehr beeindruckend. Die alten Menschen berichteten aus ihrer eigenen Kindheit, und die Kinder hörten gespannt zu. Die Lebendigkeit der Kinder motivierte die Senioren zur Kreativität. Es entstand Achtung vor der Person, sie erlebten Wertschätzung und Anerkennung. Die Fantasie wurde angeregt, und dadurch entstand ein Erfahrungsfeld für Jung und Alt. Das Selbstbewusstsein und Selbstwertgefühl wurde bei Kindern und Senioren gestärkt.

Bei den Senioren wurden vorhandene Fähigkeiten aktiviert oder das Interesse am Malen geweckt und gleichzeitig Unsicherheiten abgebaut, wie z. B. ein „Ich-kann-das-nicht". Durch die Unvoreingenommenheit der Kinder am Tun wurden die alten Menschen motiviert, sich auf die verschiedenen Maltechniken einzulassen.

Das Sozialverhalten der Kinder wurde gefördert. Sie nahmen Rücksicht auf die alten Menschen und die anderen Kinder, denn einige Senioren waren in ihrer Bewegung einschränkt und benötigten mehr Zeit für ihr Tun, was die Kinder sonst auch schon einmal ungeduldig werden lässt. Im Projekt aber halfen und unterstützten sie sich gegenseitig.

Die Malwoche ging, vor allen Dingen für die Senioren, viel zu schnell zu Ende.

Bei den alten Menschen war teilweise eine psychische wie auch physische Veränderung zu bemerken. Herr Fritz,[2] der an Parkinson erkrankt war, und auf der Station scheinbar nur desinteressiert im Sessel saß, zeigte plötzlich Lebendigkeit und Freude am Tun und Kontakt mit den Kindern. Bis heute nimmt er an unserer kontinuierlichen Malgruppe teil. Er hat in den vier Jahren nur selten gefehlt.

Das Kunstprojekt wurde mit einer Vernissage im Altenheim beendet. Zum Teil wurden Bilder verkauft. Anschließend folgten weitere Ausstellungen in Bremervörde.

Nach dem Erfolg des Malprojektes entschieden wir uns, gemeinsam weiter mit Kindern und Senioren zu malen. So treffen wir uns seit fast vier Jahren

---

2 Name wurde geändert.

zweimal in der Woche im Kreativraum des Altenheimes und arbeiten gemeinsam unter der Leitung der Kunsttherapeutin Carin Broich.

Nach wie vor erleben wir Freude, Kreativität, Gemeinschaftsfähigkeit und vieles mehr. Es werden den beteiligten aber auch Grenzen aufgezeigt, denn Kinder und Erwachsene müssen sich an Regeln halten.

Aus dieser gemeinsamen Arbeit heraus entwickelte sich Weiteres, so entstand die Idee, die in beiden Einrichtungen stattfindenden Sommerfeste zusammenzuführen. Und so feiern wir bereits seit drei Jahren gemeinsam unser Sommerfest. Das bunte Treiben fand auf beiden Grundstücken statt, die direkt aneinandergrenzen. Die Kinder und Senioren nahmen bei den Festen mit ihren Angehörigen an unterschiedlichen Aktivitäten beider Einrichtungen teil. Auch hier kann man sagen: „Farbe begleitet uns durchs Leben.“ Es ist nicht nur die Farbe, die mit dem Pinsel oder Stift aufgetragen wird, sondern auch die bunte Mischung der Generationen.

Resümee

Effektiver wäre das Malen auf den einzelnen Stationen. Die Bewohner hätten die Möglichkeit, Kontakte zu knüpfen, zuzuschauen usw. Dadurch würde vielleicht bei einigen Bewohnern die Neugier am Tun geweckt und vorhandene, aber verborgene Fähigkeiten würden aktiviert, und auch die Menschen, welche sich nicht so recht trauen, könnten zum Mitmachen angeregt werden.

Der Kreativraum des Altenheimes befindet sich im Keller, deshalb müssen die Bewohner, die an der Malgruppe teilnehmen, nach unten gebracht werden. Die nicht aktiv teilnehmenden Bewohner kommen kaum mit den Aktiven in Kontakt, um z. B. zu hospitieren, wodurch die Hemmschwelle, sich auch einmal auszuprobieren, auf hohem Niveau gehalten wird.

Musik gibt den Ton an

In einem weiteren gemeinsamen Projekt gab die Musik den Ton an. An vier Vormittagen musizierten Kinder und Senioren zusammen. Unter der Leitung der Gebrüder Jehn aus Worpswede wurden alte und neue Kinderlieder gesungen und gespielt. Durch die Unbefangenheit der Kinder und die motivierenden Musiker wurden die alten Menschen immer mehr zum Mitmachen angeregt.

Im Sommer feierten beide Einrichtungen im Rahmen eines Sommerfestes Jubiläum. Unter Leitung der beiden Musiker gaben Kinder und Senioren ein kleines, aber erfolgreiches Konzert.

Menschen-Bilder

Menschen-Bilder hieß unser drittes Projekt. Unter der Leitung des Künstlers Gert Niethammer malten Kinder und Senioren mit Wasserfarben, Wachsmalstiften oder modellierten mit Ton. Anfängliche Ängste und Unsicherheiten überbrückte der Künstler mit Ausmalen seiner vorgegebenen eigenen Menschen-Bilder. Ähnlich wie im ersten Projekt verlief die Woche im Kreativraum des Altenheimes. Einige aktive Senioren aus der ersten Kunstwoche waren tatkräftig dabei. Den Abschluss bildete auch hier eine Vernissage. So manches Bild wechselte an diesem Nachmittag den Besitzer.

Zum Schluss noch einige Anmerkungen zu der Zusammenarbeit zwischen KiTa und Seniorenheim, die meine Erfahrung widerspiegeln.

Die Initiative für die Zusammenarbeit geht überwiegend vom Kindergarten aus.

In der Altenpflege ist eine personelle Ausdünnung zu beobachten bei gleichbleibenden oder steigenden Aufgaben.

Die Kommunikationsstrukturen im Altenheim und Kindergarten sind unterschiedlich, d. h. innerhalb des Kindergartens ist es einfacher, Absprachen zu treffen, was sich im Altenheim oft als schwierig erweist.

Aber da die Arbeit erfolgversprechend und sinnvoll ist, werden wir diese schöne und wertvolle Aufgabe weiterführen.

Gerade in der heutigen, so unruhigen, mit Konsum und Reizüberflutung gefüllten Welt ist es wichtig, dass sich die Menschen der unterschiedlichen Generationen kennen lernen und miteinander umgehen. Intergenerative Arbeit führt ohne großen Aufwand zu einer Förderung im sozial-emotionalen Bereich. Im frühen Kindesalter werden bereits Grundsteine für das spätere Leben gesetzt. Ich glaube, dass Kinder, die im Elementarbereich generationsübergreifende Erfahrungen sammeln, eine bewusstere und wertschätzendere Beziehung zu alten Menschen aufbauen können.

Inzwischen gehören die Besuche im OsteMed Haus im Park zum festen Bestandteil unserer pädagogischen Arbeit. Die Weiterentwicklung der intergenerativen Arbeit bietet allen Beteiligten eine wichtige Form des Lernens an.

Ausblick

Während der Weihnachtszeit besuchten wir die Bewohner in den Altenwohnungen. Diese Senioren versorgen sich selbständig und sind auch noch mobil. Auch dieser neu entstandene Kontakt soll weiter gepflegt werden. Gegenseitige Besuche, verbunden mit Spielen, Geschichten lesen und Gesprächen ist unser Ziel.

Auch zur neu entstandenen Tagespflege werden wir Kontakt aufbauen. Erste Überlegungen wurden im Hinblick auf gemeinsames Anlegen von Beeten im Garten bereits mit den Mitarbeitern des Seniorenheimes angestellt.

Carin Broich

Intergenerative Malgruppe in Bremervörde: Kinder des Städtischen Kindergartens malen gemeinsam mit den BewohnerInnen des Alten- und Pflegeheims OSTE-MED Haus im Park[1]

Im Eingangsbereich des Alten- und Pflegeheimes OSTE-MED *Haus im Park* in Bremervörde treffe ich allwöchentlich auf Bewohner, die auf Sofas oder in Rollstühlen dort sitzen und das Kommen und Gehen der Mitarbeiter und Besucher beobachten. Immer wieder lade ich sie zur Teilnahme an unserer Malgruppe mit den Kindern ein. Aber für die meisten der Heimbewohner bedeutet es ein großes Maß an Überwindung, sich auf ein solches Angebot einzulassen – den vertrauten Beobachtungsplatz zu verlassen und mir in den Keller zu folgen, wo sich der Kreativraum des Hauses befindet. Da die Skepsis meist überwiegt und man noch nicht einmal als Zuschauer unverbindlich mitkommen möchte, verlegen wir unsere Treffen immer mal wieder vom Keller in die Fernsehecke einer der Stationen: Zufällig Vorbeikommende sollen uns beim Malen und Spielen sehen, beim Singen hören, sich dazusetzen und im Idealfall einfach mitmachen. Insgesamt etwa 15 Bewohner haben sich in den vergangenen zweieinhalb Jahren dafür gewinnen lassen, an unserer Malgruppe mit den Vorschulkindern teilzunehmen, und sie alle haben dazu beigetragen, dass mittlerweile ein lebendiger Austausch zwischen beiden Häusern entstanden ist.

In den Bildern (sind am Beitragsende zusammengefasst) wird, denke ich, einiges von dem Geist und der positiven Atmosphäre deutlich, die bei unseren Treffen herrschen. Ansatzweise ist vielleicht auch eine Antwort auf die Frage zu erkennen, warum wir gerade von dieser speziellen Form der Kunsttherapie mit alten Menschen so überzeugt sind.

Als die drei methodischen Säulen unserer Arbeit betrachten wir:

---

[1] Elke Laudan betrachtet das Projekt im vorausgehenden Beitrag aus der Perspektive der Erzieherin.

1. regelmäßiges Angebot, zwei mal wöchentlich je eine Stunde;
2. gemeinsam mit Vorschulkindern;
3. mit einführendem Spiel/Lied/Märchen und anschließendem Malen.

1. Ein kontinuierliches Angebot

Der Sinn und Wert einer regelmäßig stattfindenden intergenerativen Malgruppe liegt für uns auf der Hand: Auf diese Weise findet für die alten Menschen mehrmals pro Woche für je eine Stunde die Möglichkeit einer Öffnung nach außen hin statt, die im alltäglichen Betrieb der Institution Altenheim oft verloren geht.

Soll der betriebliche Ablauf reibungslos funktionieren, ist es in größeren Heimen kaum möglich, dem einzelnen Bewohner eine individuelle Alltagsgestaltung zuzugestehen. Von lebenslang vertrauten Verrichtungen wie handwerklichen Arbeiten, einkaufen, Essen kochen etc. quasi abgeschnitten, erleben Heimbewohner sich häufig als fremdbestimmt und unfähig, auf ihre Situation Einfluss zu nehmen.

In einem Artikel, der schon 1993 in der Fachzeitschrift Altenpflege erschien, griff Birgit Renate Greger die Theorie der „erlernten Hilflosigkeit" des amerikanischen Psychologen Martin Seligman auf, und bezeichnete sie als einen wesentlichen Erklärungsansatz für die Depression alter Menschen, ein Krankheitsbild, das vor 10 Jahren schon und heute nicht minder trauriger Alltag in Alten- und Pflegeheimen ist. Dem sei nur entgegenzuwirken, indem alten Menschen vielfältige „Selbstwirksamkeitserfahrungen" ermöglicht würden.[2]

Mit den regelmäßig stattfindenden intergenerativen Malangeboten versuchen wir, solche Inseln von Selbstwirksamkeit im vorgegebenen Tagesablauf bzw. Wochenplan der Institution zu schaffen – hier soll der Heimbewohner trotz aller altersbedingten Einschränkungen ein Beteiligtsein am Leben spüren, indem er erlebt, dass der letzte Lebensabschnitt nicht nur von einem Abbau seiner Kräfte und Handlungsmöglichkeiten bestimmt ist, sondern dass er noch Wesentliches an andere weiterzugeben vermag.

[2] Altenpflege 5/93, S. 341 f.

Hier darf und soll er selber bestimmen, sich selber zum Ausdruck bringen, sich mit seinen individuellen Lebenserfahrungen und Erinnerungen einbringen und Wertschätzung erfahren dafür, dass er so ist, wie er ist.

2. Mit Vorschulkindern gemeinsam malen

An den Treffen nehmen jeweils bis zu sechs Senioren und sechs Vorschulkinder teil. Es gibt einen gewissen Stamm von Teilnehmern in beiden Häusern, die jeweilige Gruppenzusammensetzung variiert aber immer etwas.

Wir erleben es überwiegend so, dass diese beiden Altersgruppen – die drei- bis sechsjährigen Kinder und die Senioren im Alter von ca. 65 bis 90 Jahren – im gemeinsamen Tun gut miteinander harmonieren. Zum einen teilen die alten Menschen ihren inneren Schatz an Lebenserinnerungen, an überlieferten Liedern und Gestaltungserfahrungen besonders gerne mit kleinen Kindern. Genauso gerne lassen sie sich aber auch von der Spontaneität und Unkompliziertheit der kleinen Kinder anstecken und dazu anregen, mal was ganz Neues auszuprobieren … einfach drauflos zu kritzeln oder die Farbe dick und kräftig aufs Papier zu schmieren. In solchen Momenten entspannt ganz spürbar der manchmal zu einseitig und beharrlich in die Vergangenheit gerichtete Blick einiger alter Menschen und wird quasi ins höchstaktuelle Hier und Jetzt hineingezwungen.

Die meisten der Senioren hatten zuletzt in ihrer Schulzeit Wasserfarben in der Hand – der Anspruch an sich selber, gekonnt zu malen oder zu zeichnen ist oft noch recht groß. „Hier gibt's ja zum Glück keine Zensuren" – mit dieser Äußerung beschwichtigt eine der Damen öfters ihre eigenen hochgesteckten Erwartungen an das Malergebnis. Dass vor allem der Spaß an der eigenen Kreativität das ist, was für uns im Vordergrund steht, wird den Senioren insbesondere durch die Kinder vorgemacht.

An Materialien und Techniken haben wir schon vieles miteinander ausprobiert, was möglich, praktikabel und anregend ist: Drucken mit Kartoffeln, kleinen Schwammstücken, Kork, Pflanzenteilen; Malen auf verschiedenen Untergründen: Tapeten, verschiedenen nassen oder trockenen Papieren und andere Materialien, auf denen sich Farbe aufbringen lässt. Dabei haben wir mit Wachsstiften, flüssiger oder pastöser Farbe und allem anderen, was Spuren hinterlässt, gemalt. Und dennoch sind wir immer wieder erstaunt, um wie vieles größer die Fantasie der Teilnehmer ist, die das Vorgegebene wieder abwandeln oder durch eigene Ideen ergänzen:

- Eine 92-jährige Teilnehmerin hat früher sehr viel gehandarbeitet, vor allem gestickt. Die Wachsmalstifte benutzt sie häufig nicht zum Malen, sondern legt mit ihnen Ornamente. Es fällt auf, dass sie hierbei, obwohl sie laut eigener Angaben „ja gar nichts mehr sehen kann", sehr fein aufeinander abgestimmte Farbkombinationen auswählt.
- Eine 80-jährige Dame, demenzerkrankt, sagt öfters: „Ach, malen liegt mir nicht so ..." Sie kommt eher wegen der Geselligkeit und der Kinder. Sie singt und spielt sehr gerne und kann gut und lebendig vorlesen. Wenn sie in guter Verfassung ist, liest sie uns zu Beginn der Stunde ein einleitendes Märchen vor. In letzter Zeit hat sie häufig die Texte der Lieder, die wir gemeinsam sangen, mit farbigen Filzstiften aufgeschrieben (Bild 1). Ihre frühere Tätigkeit als Sekretärin „blitzt" dabei durch. An manchen Tagen entstehen trotz ihrer Vorbehalte gegen das Malen sehr originelle Bilder, an anderen Tagen setzt sie die Malaufgabe völlig ins Schreiben um: Sie schreibt z. B. die Worte „Blümchen", „Haus", „Himmel", „noch ein Blümchen" aufs Blatt, während die anderen mit dem Anfertigen eines Landschaftsbildes beschäftigt sind.

Oft sind die einzelnen Teilnehmer sehr vertieft in ihre eigene Arbeit, oft kommt es aber auch zum Austausch mit dem Nachbarn, zu gegenseitigen Ratschlägen, Hilfestellungen, Lob, Kritik. Manche Bewohner widmen ihre Aufmerksamkeit weniger ihrer eigenen Malarbeit, als dem Beobachten der Kinder und dem Gespräch mit ihnen – auch das ist für uns in Ordnung, da es unserem Ziel entspricht, dem alten Menschen ein zeitweiliges intensives Beteiligtsein am Leben zu ermöglichen.

Wir nutzen jede Gelegenheit und sind immer auf der Suche nach neuen Möglichkeiten, die entstandenen Arbeiten zu präsentieren – zum Beispiel in Ausstellungen in der Stadt oder beim gemeinsamen Sommerfest beider Einrichtungen. Auch in den Fluren und einigen Räumen des *Hauses im Park* werden die gemeinsam mit den Kindern entstandenen Bilder aufgehängt, um Mitarbeitern und Besuchern immer wieder vor Augen zu führen, welches kreative Potenzial, welcher Reichtum an Ideen und welche Fertigkeiten in ihren Bewohnern bzw. in ihren Angehörigen steckt.

3. Einführung durch Lied, Spiel, Märchen

Jedes Malangebot steht unter einer Themenvorgabe und wird durch ein Lied, Spiel oder eine Geschichte eingeleitet. Zur Zeit haben wir keinen Teilnehmer in der Gruppe, der mit einer eigenen Idee oder einem Themenvorschlag zu den Treffen käme. Schwerpunkt sind Themengebiete, die sowohl Kinder als auch alte Menschen in irgendeiner Weise berühren, zum Beispiel:

— Naturerfahrungen (Schnee, Herbstwind, Apfelernte, Frühlingswiese, Schnecken, Sonnenblumen ...);
— Feste (Silvester, Laternenumzug, Ostern ...);
— Familiäres (Urlaub, Sonntagsausflug, Geschwister ...).

Gerade jahreszeitlich bezogene Angebote bieten für die alten Menschen den Vorteil, dass sie sich einerseits auf Erfahrungen beziehen, die sich ihnen auf rhythmische Weise über viele Jahre ins Langzeitgedächtnis eingeprägt haben, andererseits aber einen ganz aktuellen Bezug zur Gegenwart haben. Durch die Präsenz der Kinder, beispielsweise ihre Freude beim Laternenbau und ihr Staunen und ihre Begeisterung über die bunten Lichter beim gemeinsamen Laternenumzug, vertieft sich auch für die beteiligten alten Menschen die Intensität des Erlebten.

Zum Thema hinführende Lieder, Bewegungsspiele und Märchen bereiten die Kinder ihrem Lebensalter entsprechend auf das Angebot vor. Den Senioren erleichtern sie ebenfalls die Kontaktaufnahme zu den Kindern und dienen als Brücke hin zum Erinnern und Mitteilen von Lebenserfahrungen. So kann etwa das gemeinsame Spiel mit Seifenblasen oder Luftballons schnell zu Auflockerung und Kontakt führen; das Betrachten und Befühlen von Muscheln, von Herbstlaub oder von Kartoffeln kann Erinnerungen wachrufen, zum Erzählen anregen und eine gestalterische Aktion einleiten, bei der der Fantasie keine Grenzen gesetzt sind. Dass einer der Senioren eines dieser Angebote als „Kinderkram" abgetan hätte, ist bisher nicht vorgekommen – im Gegenteil: Wir erleben es gerade bei den alten Menschen mit eher intellektuellem Hintergrund häufig, dass sie im Laufe der Zeit intensive Freude am Experimentieren, am Schmieren mit Kleister und Farbe entwickeln oder dass sie ganz ausgelassen an den Bewegungsspielen teilnehmen.

Beispiel 1:

Altes Volkslied: „Auf unsrer Wiese gehet was, watet durch die Sümpfe ...“
Raten: Von welchem Tier handelt das Lied?
Kinder ahmen pantomimisch das Klappern und das staksige Gehen eines Storches nach.
Die Senioren erzählen von Störchen damals in den Dörfern sowie von „Klapperstorch-Geschichten“.
Angeregt durch das Lied und die Erzählungen malt jeder ein Bild mit Störchen.

Beispiel 2:

Wir singen das Lied „Winde wehn, Schiffe gehn ...“
Die alten Menschen und die Kinder tragen noch weitere Seemannslieder bei, erzählen von Fahrten auf einem Schiff etc.
Wir falten Papierschiffchen.
Jeder malt ein Bild vom Meer und klebt anschließend sein Papierschiffchen auf das Blatt.

Beispiel 3:

Wir betrachten und befühlen einige Sonnenblumen.
Was wissen wir über diese Pflanze? Sehr groß, Vogelfutter (wie stellte man früher Meisenknödel her?), liefert Sonnenblumenöl etc.
Eine Dame liest ein Märchen vor, „Der Streit der Sonnenblumen“.
Die drei Farben der Sonnenblumen werden festgestellt (gelb, braun, grün).
Aus Papierschnipseln in diesen Farben klebt jeder mit Kleister eine Sonnenblume auf sein Blatt.
Alle Bilder vereinen sich an der Wand zu einem großen Sonnenblumenfeld.

Im Folgenden möchte ich anhand zweier Beispiele schildern, wie wohltuend und in vieler Hinsicht aktivierend sich das Mitmachen in der intergenerativen Malgruppe auf die teilnehmenden Senioren auswirken kann.

4. Fallbeispiel 1: Karl F.

Geboren 1935 in Schlesien, verbrachte Karl F. seine Kindheit und Jugend zeitweise in Heimen. Später fand er auf einem Hof Beschäftigung – er wurde mit schwerer körperlicher Arbeit betraut, bekam wenig zu essen und wurde in vieler Hinsicht schlecht behandelt.

Später war Karl F. im Hoch- und Tiefbau beschäftigt. Er war einige Jahre verheiratet. Alkoholismus, der Verlust seiner Arbeitsstelle und seine Scheidung führten ihn in eine schwere Lebenskrise. Schließlich war er ohne festen Wohnsitz und verbrachte die Nächte in einer Obdachlosenunterkunft, die Tage auf der Straße.

1997 erlitt er einen Schlaganfall, seither besteht eine Lähmung der rechten Hand. Die Diagnosen auf Morbus Parkinson sowie auf ein hirnorganisches Psychosyndrom wurden vor der Aufnahme ins Alten- und Pflegeheim ebenfalls gestellt.

In den ersten drei Jahren im Pflegeheim verhielt Herr F. sich in jeder Hinsicht äußerst passiv. Er war zu kaum einer Mitarbeit zu motivieren, wenn es um Körperhygiene, Aufstehen, Anziehen ging. Ihm war einfach alles egal. Auch zum selbständigen Gehen war er nicht bereit oder in der Lage, er saß tagsüber im Rollstuhl. Die einzigen Lichtblicke boten ihm die Mahlzeiten, dann schlang er gierig alles Essbare in sich hinein, ohne sich jedoch anschließend satt zu fühlen.

Seit Anfang 2001 nimmt er an der Malgruppe teil und hat seither fast nie gefehlt. Seine Bilder zeigen seit etwa eineinhalb Jahren immer mindestens einen Vogel: Hansi (früher besaß er einen Wellensittich mit diesem Namen). Meist ist Hansi auf den Bildern in Gesellschaft von anderen Vögeln, die auch alle einen Namen bekommen. Das Malen dieses Vogels sowie das Benennen der übrigen Bildteile (Sonne, Haus, Zaun, Baum, dazu je nach Themenstellung noch weitere Objekte) ist Herrn F. außerordentlich wichtig. Während er das Zeichnen und Malen mittlerweile meist für sich und ohne jede Hilfestellung ausführt, fordert er beim Erklären seiner Bilder deutlich unsere Aufmerksamkeit ein und betont immer wieder stolz: „Und das alles mit der linken Hand!“ (Bild 2).

Das Pflegepersonal reagierte auf diese Entwicklung, indem es Herrn F. zum Kauf eines Käfigs mit zwei Wellensittichen ermutigte. Diese beiden

Vögel stehen nun neben seinem Stammplatz in der Fernsehecke, er achtet genau darauf, dass sie gut versorgt werden und beteiligt sich selbst, so gut er kann, an deren Pflege.

Inzwischen wird uns von der Station immer wieder berichtet, welche Fortschritte Herr F. macht: Er bewegt sich innerhalb des Hauses mit Hilfe eines Gehwagens fort und wirkt insgesamt ausgeglichen und zufrieden. Er achtet zunehmend auf sein Äußeres, bringt sich in Gespräche ein, albert mit den Pflegekräften herum und vergisst nie, von sich aus zur Malgruppe zu erscheinen. Auch hier nimmt er immer häufiger Kontakt zu den Kindern und seinen Mitbewohnern auf. Er hat inzwischen einen ganz eigenen Malstil entwickelt, der in seiner schlichten, jedoch sehr originellen Art besonders die Kinder anspricht und sie oft dazu anreizt, mit Herrn F. über seine Bilder ins Gespräch zu kommen.

5. Fallbeispiel 2: Hans D.

Wir lernten Herrn D. während der bereits erwähnten Projektwoche im März 2001 kennen. Im Anschluss daran folgte für ihn eine Zeit mit starken gesundheitlichen Beeinträchtigungen. Ich traf ihn nun öfters in depressiver Stimmung an – er wollte erst gesundheitlich wieder auf dem Damm sein, bevor er mit dem Malen weitermachen wollte. Im Spätsommer 2001 hatte sich sein Gesundheitszustand verbessert und er nahm von nun an regelmäßig zweimal wöchentlich an den Treffen teil.

Hans D. war 1928 in Ostpreußen zur Welt gekommen. Er arbeitete in verschiedenen landwirtschaftlichen Betrieben, hatte aber zeitlebens mit gesundheitlichen Problemen aufgrund von Kriegsverletzungen zu kämpfen, sodass seine Frau lange Zeit für den Unterhalt der Familie (zwei Kinder) sorgen musste.

Wir erlebten ihn als sehr kommunikativen, positiv eingestellten Menschen, der immer wieder neue Geschichten aus seinem Leben erzählte und Mitbewohner oder Mitarbeiter zu gerne mit Wortspielen und Scherzen auf den Arm nahm. Es konnte passieren, dass er ein Märchen, das ich gerade erzählt hatte, noch mal eben in seiner eigenen, ins Makabere abgewandelten Version zum Besten gab oder urplötzlich in die Runde rief: „So, Kinderchen! Nu legt mal die Pinsel weg, heite wird jerechnet!“

Im Laufe der Zeit fiel uns auf, dass Herr D. sich zunehmend verantwortlich für die Malgruppe fühlte und sich immer deutlicher engagierte:

- Er erinnerte andere Gruppenteilnehmer an unsere Termine und lud immer wieder zu unseren Treffen ein.
- Er tröstete Kinder oder Mitbewohner, die Sorgen hatten.
- Er informierte mich, wenn ein Teilnehmer nicht kommen konnte.
- Er verwickelte verwirrte Mitbewohner in Gespräche, wenn er merkte, dass sie drauf und dran waren, aus dem Raum zu laufen.
- Oft kam er schon eine halbe Stunde vor Beginn in den Raum, um mir bei meinen Vorbereitungen zuzusehen und sich zu unterhalten.
- Von den Pflegekräften wurde uns berichtet, dass sich besonders seine psychische Verfassung im Laufe der Monate deutlich verbessert hatte und auch die übrigen Malgruppenteilnehmer genossen seine sympathische Art (Bild 3).

Als bisher einziger der Senioren in unserer Malgruppe kam Herr D. öfters mit eigenen Ideen zum Inhalt und zur Gestaltung geplanter Bilder zu den Treffen: So arbeitete er eine Zeit lang daran, verschiedene Gebäude aus Bremervörde zu porträtieren. Wochen davor nahmen seine Bilder öfters Bezug auf Ausflüge, die er mit seiner Frau und den beiden Kindern gemacht hatte (Bild 4). Seine Lebenserinnerungen sowie auch seine spontanen, oft kuriosen Einfälle flossen deutlich in alle seine Bilder ein, die er mit viel Geduld und Sorgfalt ausarbeitete. Er begann meist mit einer Zeichnung – mit Wachsmalstiften – und arbeitete anschließend den Hintergrund mit Wasserfarben aus, nachdem ich ihm einmal diese Gestaltungsart gezeigt hatte (Bild 5).

Nach den Sommerferien 2002 erfuhren wir, dass Herr D. sich im Krankenhaus befand. Seine Tochter reiste aus Süddeutschland an und hatte am Krankenbett noch ein Gespräch mit ihm. Nachdem sie sich zu einem kurzen Spaziergang in die Stadt verabschiedet hatte, verstarb Herr D. ganz überraschend.

Zwei Tage später fand im Altenheim seine Aussegnung statt. Hier lernten wir Herrn D.s Tochter kennen. Sie litt noch sehr unter dem plötzlichen Tod ihres Vaters. In einigen Gesprächen erzählte sie uns von ihrem über lange Jahre schwierigen Verhältnis zum Vater, das sie auch unter anderem dazu veranlasst hatte, von zu Hause wegzuziehen. Als Kind hatte sie ihn häufig als abweisend erlebt, er war oft streitsüchtig und mürrisch – was wohl im Zusammenhang mit seiner schlechten Gesundheit und zeitweiligem Alkoholmissbrauch stand. Dass er sich mal ruhig und gelassen einem Spiel gewidmet hätte, daran konnte sie sich nicht erinnern. Diese Seite ihres Vaters hatte sie nie kennen gelernt. Zuletzt hatte sich ihr Kontakt auf Telefonate und gelegentliche Besuche bei ihm beschränkt. Sie zeigte großes Interesse daran, nun mehr darüber zu erfahren, wie *wir* ihren Vater erlebt hatten. Ich gab ihr daraufhin einige Originale und die Fotografien seiner Bilder sowie Notizen, die ich mir beim Entstehen seiner Arbeiten gemacht hatte, mit. Zu einem späteren Zeitpunkt äußerte sie, dass die Bilder und Fotografien zusammen mit unseren Schilderungen über die Kreativität und Fröhlichkeit ihres Vaters ihr bei der Trauerbewältigung sehr geholfen haben.

Wir haben es inzwischen bei mehreren Bewohnern erlebt, dass die Teilnahme an unserem intergenerativen Malangebot nicht nur auf den alten Menschen selbst eine direkte positive Auswirkung hat und seine Lebenssituation im Pflegeheim bereichert: Immer wieder erleben wir, dass die Angehörigen der Senioren positiv überrascht und unterstützend auf dessen neuentdeckte Kreativität reagieren – und sei es nur, indem sie sich ein von der Oma gemaltes Bild zum Geburtstag wünschen. Es zeigt sich uns immer häufiger, dass selbstwirksames Verhalten, von dem ich eingangs sprach, nicht auf die „Insel" der intergenerativen Malgruppe beschränkt bleibt, sondern dort im Kleinen angeregt nach und nach in den Stationsalltag und in die Familien der Teilnehmer hineinwirkt.

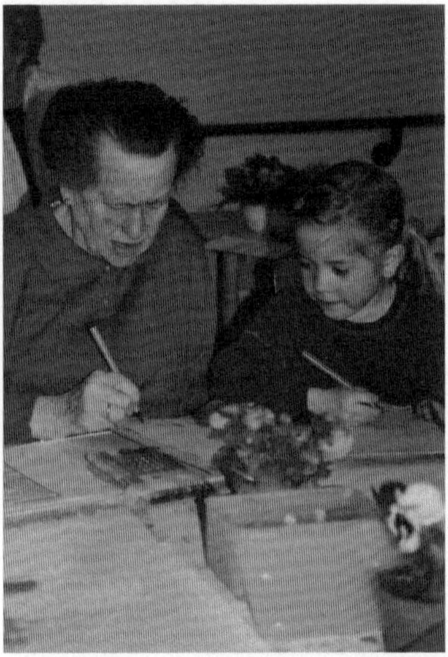

Bild 1: Liedtexte, Märchen oder Reime werden von dieser Frau gerne abgeschrieben

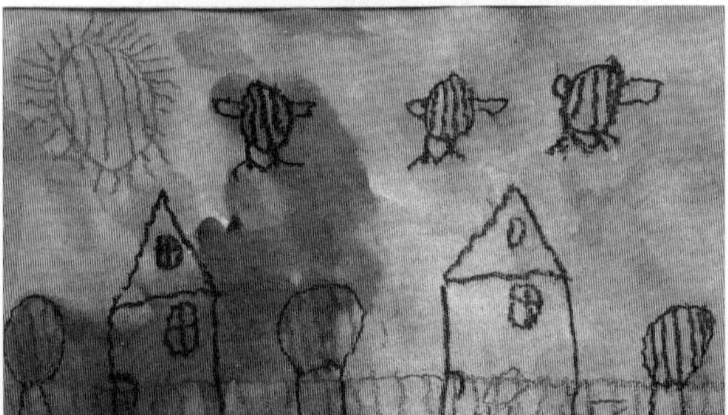

Bild 2: Die Wachsstiftzeichnungen werden von Herrn F. anschließend mit Wasserfarben ausgestaltet

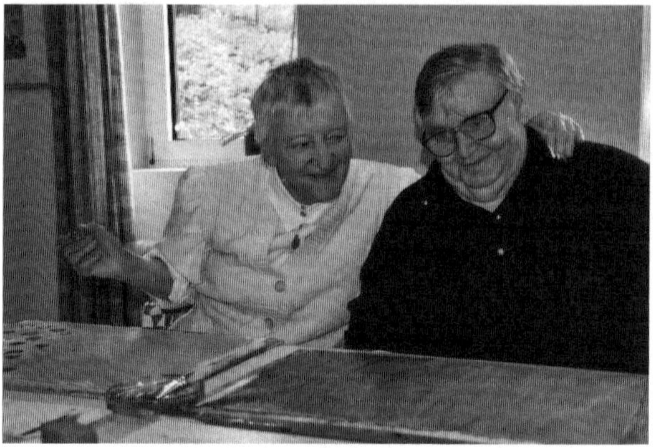

Bild 3: Herr D. mit einer anderen Teilnehmerin der Malgruppe

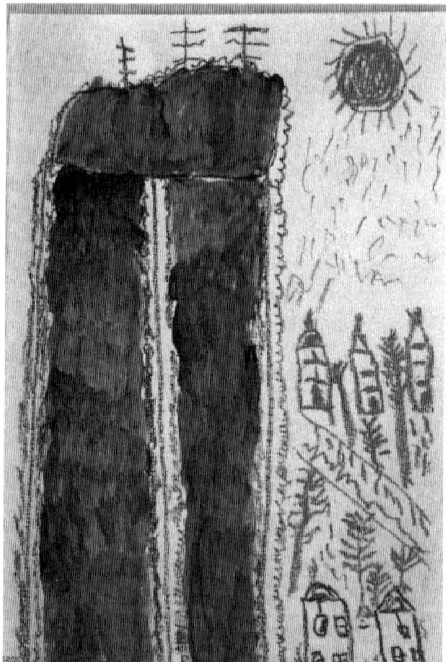

Bild 4: Ein viele Jahre zurückliegender Familienausflug
zum Frankfurter Fernsehturm inspirierte Herrn D. zu diesem Bild

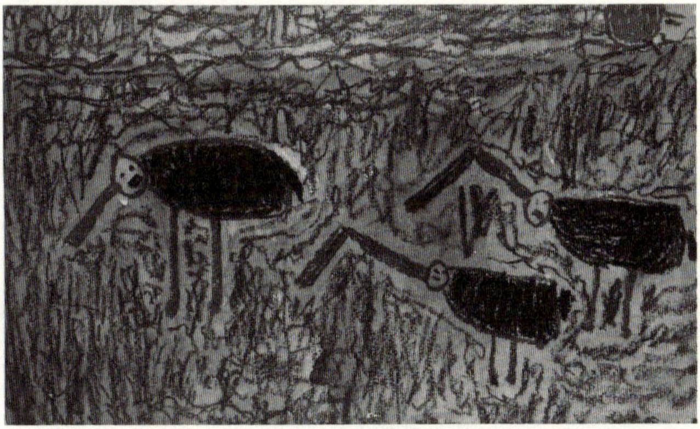

Bild 5: „Auf unsrer Wiese gehet was …“

Literatur

Greger, Birgit Renate (1993): Kinderglück gegen Altersdepression. In: Altenpflege 5/93, S. 341 f.

Barbara Narr

Niedrigschwellige Angebote aus dem künstlerisch-handwerklichen Bereich

Die folgenden, kurz geschilderten Angebote sollen ein paar einfach zu organisierende Möglichkeiten skizzieren, künstlerisch-handwerklich mit altersgemischten Gruppen zu handeln. Sie werden zum Teil in dem Rahmen geschildert, in dem sie stattgefunden haben, sind aber selbstredend auch ohne größeren Kontext oder in ganz anderen Projektzusammenhängen (in modifizierter Form oft auch mit anderen Altersgruppen) denkbar.

Klassische Aquarellmalerei „Nass in Nass"

Im Kindergarten gibt es eine Gruppe, die sich die „Regenbogenkinder" nennen. Zum Jubiläum des Kindergartens beschließen wir daher einen Regenbogen zu malen. Dieser setzt sich aus vielen einzelnen Aquarellbildern zusammen, bei denen jeweils zwei Grundfarben ineinanderübergehen. Je eine Heimbewohnerin und ein Kindergartenkind setzen sich dazu gegenüber, zwischen sich einen großen, vorher eingeweichten Bogen Aquarellpapier. Die Partnerinnen fangen an, ihre Seite zu bemalen und treffen sich irgendwann in der Mitte. Nach anfänglichem Zögern wird der Prozess immer intensiver, die Freude an der Farbe und der Kontakt beim Malen wachsen. Zum Jubiläum bringen die Bewohnerinnen die Bilder mit in den Kindergarten, sie sind jetzt aneinandergereiht und bilden in ihrer Gesamtheit das Regenbogenspektrum.

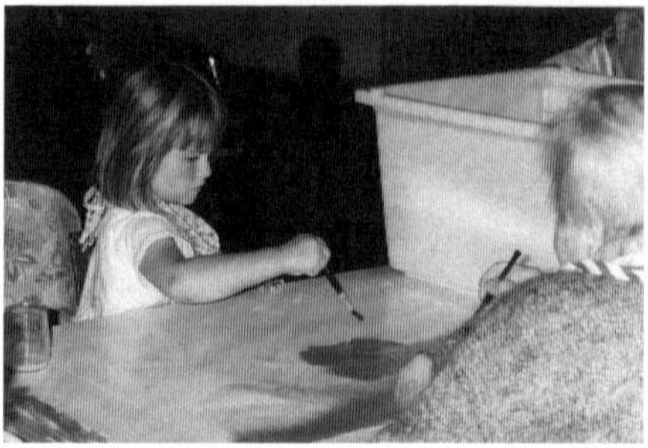

Seidenmalerei „Nass in Nass“

Das Setting ist ähnlich wie oben. Nasse Seidentücher werden auf einer Mülltüte so platziert, dass sie möglichst viele Falten schlagen, sozusagen „Berge“ und „Täler“ bilden. Die junge und die alte Malpartnerin bemalen (diesmal nebeneinander sitzend, was die Kommunikation vereinfacht) gemeinsam das Tuch, wobei einfaches Tupfen genügt, da die Farbe ohnehin weiterfließt. Der Prozess ist leicht in Gang zu bringen, da das Medium für die meisten neu ist und nicht den Anspruch an „große Malerei“ erhebt. Vor allem für die älteren ist das Bewusstsein, nicht „nur“ zu malen, sondern auch etwas Brauchbares herzustellen, ein zusätzlicher Anreiz. Das Farberleben und der gemeinsame Spaß sind sehr unmittelbar. Wichtig ist, dass die Tücher komplett bemalt werden (auch am Rand!), da sich in den „Faltentälern“ der Tücher weniger Farbe befindet und die Tücher, wenn sie bereits im sichtbaren Teil nur zart bemalt sind, nach dem Auseinanderfalten schnell blass und langweilig wirken.

Damit die Ergebnisse der Malerei noch während des Treffens sichtbar werden konnten, haben wir die Tücher geföhnt. Beim Föhnen ist dann darauf zu achten, dass sich die Seide nicht zu schnell aufbläht, da sonst die Struktur, die der Faltenwurf durch die ungleiche Farbverteilung bewirkt, verloren geht (trocknen lassen ohne Föhn ist i. d. R. besser, braucht aber mehr Zeit). Sobald die Tücher trocken sind, wird die Farbe durch Bügeln fixiert. Um überschüssige Farbe zu minimieren, werden die Tücher ausgewaschen, wieder getrocknet und noch einmal gebügelt (betriebsame Arbeitszeit, bei der Hilfskräfte sehr erleichternd sind!). Die Kinder knüpften sich dann die Seide zu luftigen Umhängen und zogen königshaft verkleidet und hoch erhobenen Hauptes zum allgemeinen Vergnügen durch den Speisesaal gen Kindergarten.

Malen mit fettarmen Pastellkreiden

Eine Konfirmandengruppe kommt zu einem Gespräch über die Schöpfungsgeschichte ins Haus. Nach der Gesprächsrunde bleibt ein Teil der Bewohnergruppe zum anschließenden Malen. Je ein Konfirmand und eine Bewohnerin malen mit fettarmer Kreide auf Tonpapier zu Themen der Schöpfungsgeschichte (Wasser, Erde, Vögel, Fische usw.) Die leicht verwischbare Kreide bietet den Vorteil, dass auch unschlüssige Teilnehmerinnen eindrucksvolle Ergebnisse erreichen können. Auch Teamarbeit von sehr unterschiedlichen Teilnehmern/-innen (eine zeichnet, die andere verwischt) ist gut machbar. Die Bilder werden märchenhaft und dicht, das Gesamtergebnis wird in einem gemeinsamen Gottesdienst präsentiert.

Gestalten von Osterkerzen

Projekt mit Vorkonfirmanden. Nach einem Gespräch über Ostern gestalten Bewohner/-innen mit Vorkonfirmanden Osterkerzen. Die von uns anfänglich als eher langweilig eingeschätzte Aufgabe erweist sich als überraschend vielseitig. Die einzelnen Duos entwickeln sehr unterschiedliche Formen der Arbeitsteilung: Bei manchen entwickeln sich intensive Gespräche über die gewünschten Motive, andere arbeiten eher zweigeteilt – der eine Partner gestaltet, der andere schaut, wobei beides sehr eindrucksvoll sein kann.

Eine Bewohnerin mit starken Einschränkungen in der Feinmotorik nimmt das Wachs, mit dem die Kerzen verziert werden soll und wärmt es fürsorglich für ihre Partnerin. Eine andere Bewohnerin macht ihrer Partnerin Mut: „Sie können das, Ihre Kerze wird schön!“ Der Austausch ist insgesamt recht lebendig, wobei sich – wieder einmal – herausstellt, dass die Altersgruppe der Vorkonfirmanden noch sehr viel offener ist, als die Jugendlichen es – in der Regel – ein Jahr später sind.

Transparente

Vielfach erprobt von der Kooperation mit dem Kindergarten bis hin zu Projekten mit Studenten/-innen ist das gemeinsame Herstellen von großen Transparentbildern. Blattwerk für ein Theaterstück des Kindergartens, Bilder zu einem Gottesdienst im Advent usw. – bei vielerlei Anlässen lassen sich große Arbeiten mit Transparentpapier herstellen, deren intensive, lichtdurchflutete Farbigkeit, von schwarzen Scherenschnitten gerahmt, immer neu besticht. Für die Motivwahl haben wir dabei zwei Wege verfolgt:

- Entweder gab es ein Motiv, das der Kooperationspartner vorgab, da für eine Aufführung ein Bühnenbild für eine bestimmte Szene hergestellt werden sollte. Dann schlug das Herstellen des Bühnenbildes den Bogen zum später vom Kindergarten allein aufgeführten Theaterstück. Vorteil dieser Variante ist die Effizienz der Veranstaltung. Zwei aufwendige Vorhaben (Kulissenbau/intergeneratives Projekt) werden kombiniert und erleichtern damit die Arbeit. Ein Nachteil dieser Variante kann sich ergeben, wenn einer der Kooperationspartner zu genaue Vorstellungen hat, wie das Ergebnis werden soll. Dann gibt es im Prozess kaum noch Entwicklungsmöglichkeiten, was nicht nur den Ausdruck aller Beteiligten hemmt, sondern vor allem für demente Teilnehmer/-innen die Möglichkeiten, mitzumachen, sehr einschränkt.
- Die zweite Variante beruht auf biografischen „Vorerhebungen“. Das heißt, zu einem Thema wurden Geschichten gesammelt, die dann illustriert wurden, wobei wir die Kombination von Wort und Bild dann vielfach zu kleinen Inszenierungen genutzt haben. Der Vorteil dieser Variante ist neben dem Charme der zutage geförderten Anekdoten die Möglichkeit, mehrere Personen einzubeziehen. Es kann durchaus sein, dass eine Person eine Geschichte beiträgt, die beim Herstellen des Bildes nicht beteiligt ist, während umgekehrt andere alte Menschen nicht mehr in der Lage sind zu erzählen, aber durchaus in der Lage sind, Papierstücke für das Transparent zu reißen oder zu schneiden. Die technische Umsetzung bietet sowohl einfache Arbeitsschritte als auch die Möglichkeit zur anspruchsvollen Gestaltung.

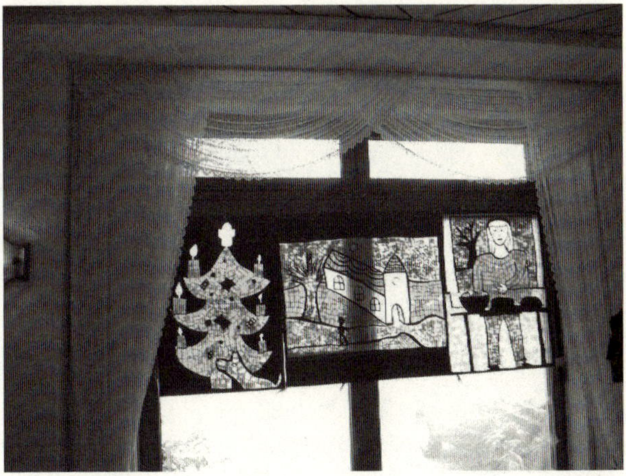

Arbeitsschritte: Skizze auf Tonpapier, Ausschneiden des Motivs (am besten durchgängige Formen mit Verbindung zu einem Rahmen, damit das Transparent Stabilität bekommt), durchgängiges Bekleben mit durchsichtigem („weißem") Transparentpapier, bekleben dieser Arbeitsfläche mit farbigen Stücken (größere Motive eigenen sich besser als filigrane; Klebestift ist besser als Flüssigkleber, da dieser u. U. das Transparentpapier angreift). Schön sind Präsentationen, bei denen das Transparent von hinten mit Licht durchflutet wird. Da der Effekt der Arbeit für viele „Neulinge" dieser Technik schwer vorstellbar ist, empfiehlt es sich, ein Modell oder halbfertige Arbeiten immer wieder gegen das Licht zu halten, um die Arbeitsschritte sichtbar zu machen.

Bauchladentheater

Kleine (biografische) Geschichten werden in einer Gruppenarbeit illustriert. Gute Erfahrungen haben wir damit gemacht, das Herstellen von benötigten Figuren in zweisamer Arbeit zu machen. Intensive Besprechungen, wie die Figuren werden sollten, gingen der Herstellung voraus, wobei auch hier die Rollen je nach Fähigkeiten unterschiedlich verteilt waren. Bei Alten mit schwächeren feinmotorischen und/oder kognitiven Fähigkeiten schnitten z. B. die Jungen die Figuren aus, wobei es durchaus sein konnte, dass eine

Bewohnerin sie vorher aufgezeichnet hatte. Die Figuren wurden dabei doppelt ausgeschnitten, sodass es je eine Vorderseite und eine Rückseite gab, die dann von den Partnerinnen bemalt und über den Führungsstab für das anschließende Spiel zusammengeklebt wurden (Vorsicht beim Bemalen und Zusammenkleben, hier passiert es schnell, dass die Seiten verwechselt werden!). Andere Duos (oder auch einzelne Bewohnerinnen) gestalteten parallel dazu Elemente der Kulisse.

Bei einem Stück, das in einem Keller spielte, gab es so die einfache Malaufgabe den Hintergrund schwarz zu gestalten, während andere „Regalbrettstreifen" oder einzulagerndes Gemüse, Mäuse, Spinnweben, einen Hackklotz usw. produzierten, die dann auf den Hintergrund geklebt werden konnten. Eine weitere leichte Aufgabe war das Schneiden von Fransen für die Gestaltung des Bauchladentheaters, das aus einer großen, flachen Pappschachtel gefertigt, mit Bändern versehen zum tragbaren Theater wurde (s. Bild). Kleine Pappscheiben an den Figuren und ein über die Spielfläche gespannter Nylonfaden, der den Figuren etwas Halt gibt, erwiesen sich als praktisch. Großer Vorteil des Bauchladentheaters: Sprachgewandte Schüler/-innen (oder Bewohner/-innen) können das Stück sprechen (bzw. den Originaltext lesen), schüchternere Schüler parallel dazu die Figuren bewegen. Solche Duos sind dann nicht nur als „Kleinkünstler" bei Festen oder in Großgruppen wunderbar, sondern lassen sich auch hervorragend für die Aufführung in Zimmern, das Spiel am Bett, einsetzen.

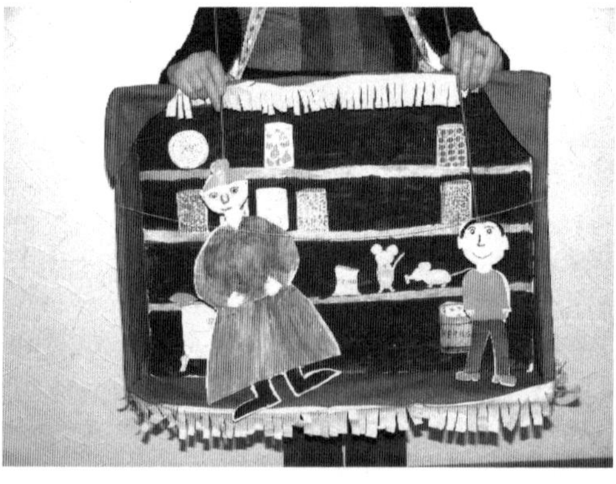

Wolle wickeln/Flickenteppiche auf Keilrahmen

Im Rahmen einer Projektwoche zur Nachkriegszeit haben wir das Unterthema „Aus Nichts etwas machen“ für diverse praktische Einheiten genutzt. Eine sehr einfache Tätigkeit war dabei das Aufribbeln und Wiederaufwickeln von Wolle. Je zu zweit saßen sich Schüler/-innen und Bewohner/-innen gegenüber, wickelten was das Zeug hielt und kamen dabei leicht und z. T. sehr intensiv miteinander in Kontakt.

Als überraschend lebendig erwies sich das gemeinsame Weben von Flickenteppichen. Auch hier immer im Duo galt es zunächst einen unbespannten Keilrahmen mit Paketschnur so zu umwickeln, dass der Rahmen gleichmäßig bespannt war (Abstände nicht zu klein machen). Zwischen diese Bespannung wurden dann dünne „Fäden“ aus gerissenen alten Bettlaken/Bettbezügen gewebt. Auch hier organisierten die Duos ihre Arbeit sehr unterschiedlich. (Dabei erwies es sich als sehr wichtig, dass wir uns zurückhielten, um originelle Wege nicht mit vermeintlich richtigen Handlungsanweisungen zu stören!)

Etliche alte Bewohner hielten ihren jüngeren Partnern einfach nur die Fäden hoch, damit diese die Stoffstreifen durchfädeln konnten. Andere erfanden sich Werkzeuge zum Spannen der Zwischenräume oder spezialisierten sich darauf, die von den Kindern durchgezogenen Stoffstreifen anschließend zu einem dichten Teppich zusammenzuschieben usw. Mit anderen Worten: Die von uns als eher langweilig, weil gestaltungsarm eingeschätzte Tätigkeit bot eine Fülle an Heransgehensweisen auf und erwies sich als gesellige, beinahe meditative Tätigkeit.

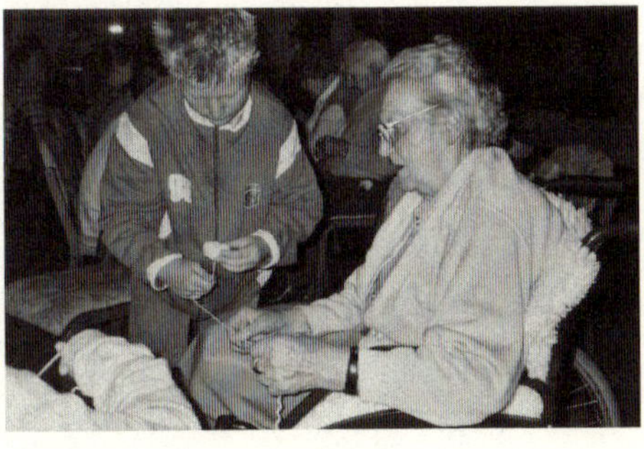

Herbstgestecke/Weben mit Naturmaterialien

Bei der Gestaltung einer großen Figur aus Kaninchendraht, die während eines Ausflugs in den Wald mit Naturmaterialien bestückt werden sollte, ergab sich das Flechten von Baststreifen als einfache Zweiertätigkeit, die auch (fast) blinde Bewohner/-innen mit Lust ausführen konnten und die über die unmittelbare, haptische Erfahrung hinaus Erinnerungen an einstiges Zöpfe- und Kranzflechten weckte.

Ebenfalls simpel, aber sehr gesellig haben wir das Herstellen von Herbstgestecken wiederum in altersgemischten Duos erfahren. Eine mit Tonklumpen bestückte Baumscheibe wurde mit diversen Gräsern, Zweigen, Strohblumen etc. zum Herbstgesteck arrangiert, wobei neben der einfachen Tätigkeit das Gespräch über das weitere Vorgehen und Gestalten sehr selbstverständlich in Gang kam, zusätzlicher Reiz war oft die Aussicht, den Alten ihre Produkte aufs Zimmer zu bringen oder selbst ein Gesteck mitnehmen zu können.

AutorInnenverzeichnis

Dr. Heinz Blaumeiser
Freiberuflicher Sozialwissenschaftler
Biografiearbeit in Forschungs- und Bildungsarbeit
Erwachsenenbildung
Alterswissenschaften und kommunale Altenplanung

Carin Broich
Freiberufliche Kunsttherapeutin

Irene Bruns
Sozialpädagogin
Spielleiterin Altentheater

Jens Clausen
Theaterwissenschaftler, Regisseur und Theaterpädagoge

Michael Ganß
Kunsttherapeut und Gerontologe

Elke Laudan
Erzieherin
Biografiearbeit und Supervision

Iris Marell
Magister Ethnologie und MPH. Datenbank, Europäische Vernetzung, Internationale Zusammenarbeit (NIGEL) im Projektbüro „Dialog der Generationen", Berlin

Barbara Narr
Kunsttherapeutin
Leitung des begleitenden Dienstes im Seniorenpflegeheim Lindenriek, Kunstunterricht am Pestalozzi-Seminar Burgwedel, regelmäßige Publikationen zu den Themen Kunsttherapie, intergenerative Arbeit und Arbeit mit Hochbetagten

Pam Schweitzer
MBE, Autorin, Regisseurin, Lehrerin. Forschung zu Demenz und Erinnerungspflege, Gründerin des „Remeniscence Centre" London, London

Jan Sterling
Zum Zeitpunkt des Artikels: Art Development und Training Manager Magic Me, London.
Jetzt: Psychological Consult bei „Dr. Clown" (Organisation für Klinik-clowns); Mitarbeiterin an einem Konzept der Palliativ Care für „bedside singing practioners", Toronto, Kanada

Elisabeth Wappelshammer
Historikerin
Landesakademie, Zentrum für Alternswissenschaften, Gesundheits- und Sozialpolitikforschung

Bildnachweis

S. 169, 171–174: © Carsten Schick.
Die Rechte der übrigen Abbildungen liegen jeweils bei den Beitragsautoren/-innen.